しんどくなったら、心より先に　体を整えよう

いちい葉子

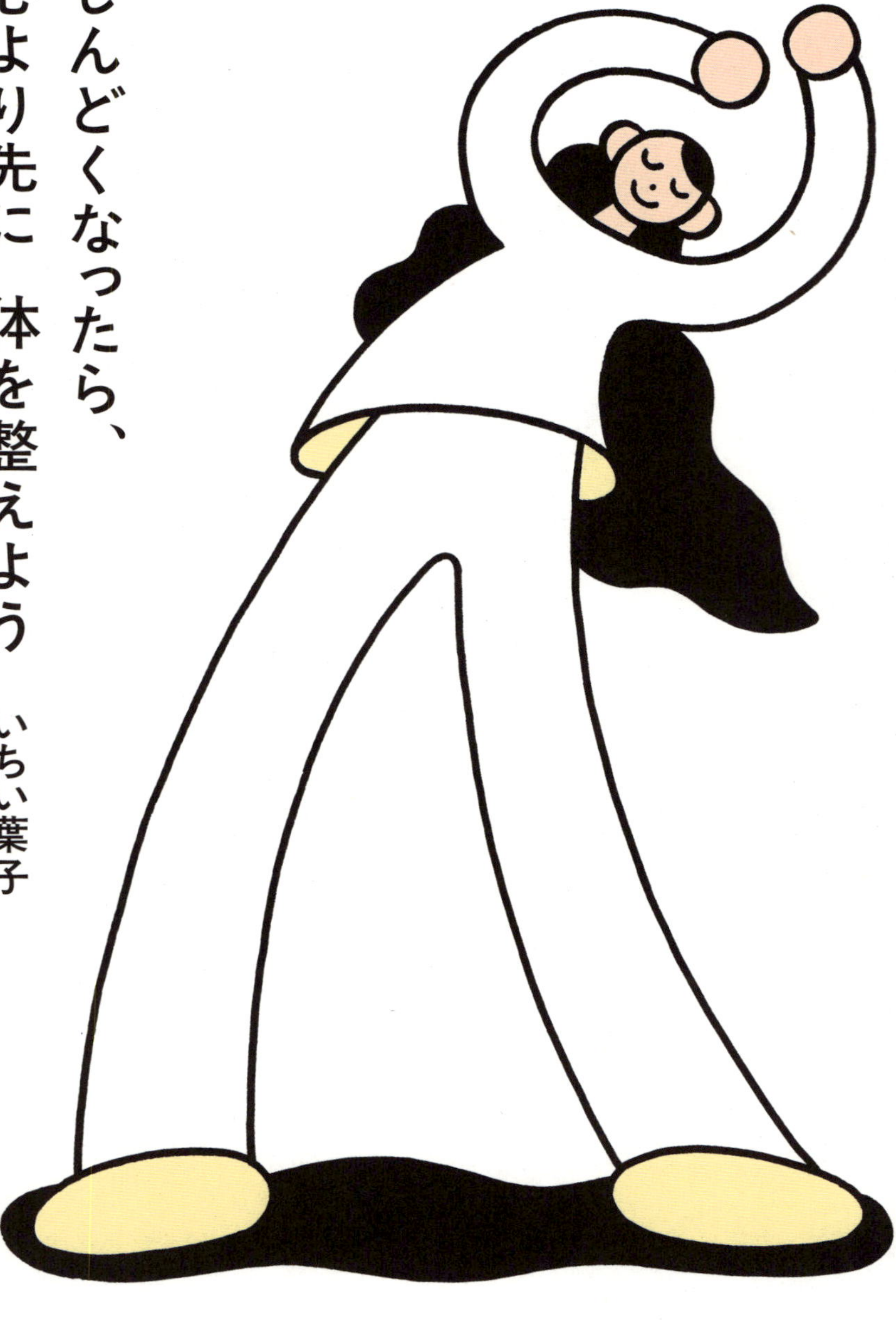

はじめに

ああ、しんどい！

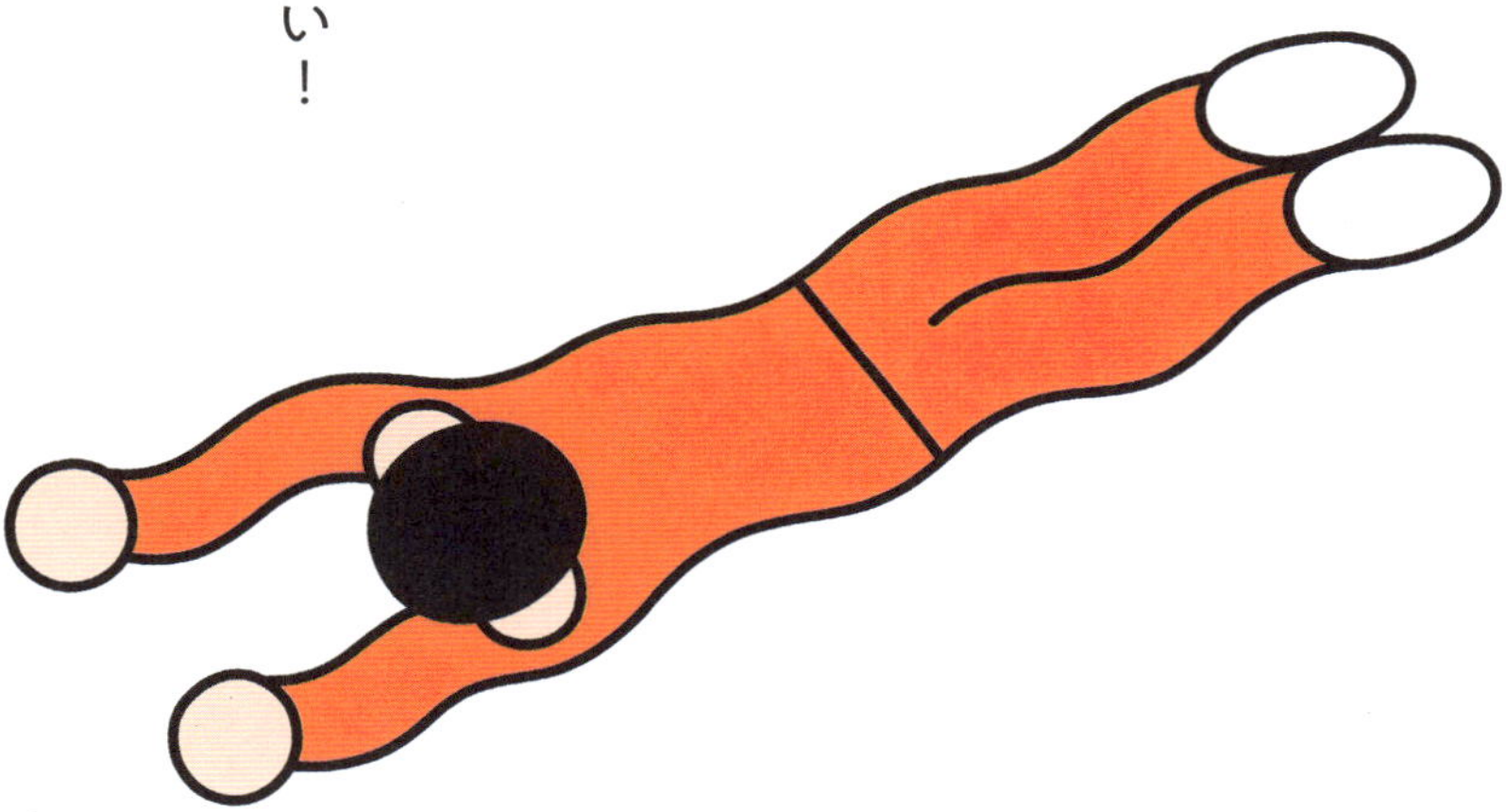

みなさんは、そんなふうに叫びたくなったことはありませんか？

10代の頃だったら、学校生活や受験がしんどい。

20代になれば、仕事や人間関係がしんどくなる。

30代になると、ここに家庭や子育てのしんどさも重なることが多いです。

そして、40代から50代にかけては、体力の衰えや体の不調、更年期症状などもでてくるかもしれません。

さらに、60代以降は、病気や老後の不安も出てくるでしょう。

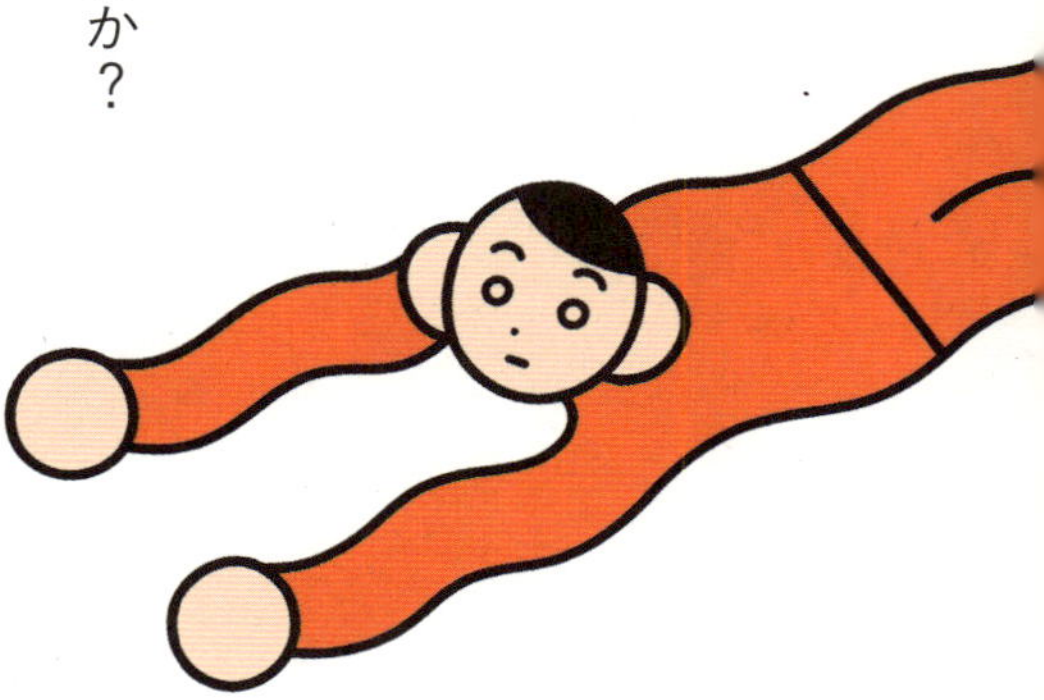

なぜあなたの心はラクにならないのか？

考えてみると、私たちの人生は、たくさんの楽しいことがある半面、それと同じくらいたくさんの「しんどいこと」にあふれています。

その証拠に、書店に足を運ぶと、数多くのメンタル本が並んでいるし、その内容はテレビや雑誌、インターネット、ＳＮＳといった、いろんなメディアを通して発信されています。

たとえば、「ポジティブな言葉を口にして、ネガティブマインドを払拭しよう！」という話。あるいは、「毎晩瞑想の時間を持って、心を落ち着けましょう」といったマインドフルネス的な教え。それから、「掃除や断捨離を通じて、心もキレイに片付けよう」という断捨離系のアドバイスもよく耳にしますよね。

これらのお話は、いずれももっともなものだと思います。

日頃からポジティブな言葉を使っていたほうがいい。雑念を取り払って自分を見つめる時間も大切。断捨離によって気持ちがスッキリするのもそのとおり。

向き不向きの個人差はあったとしても、どれも大切なアドバイスです。


でも、ひとつだけ問題があります。

ほんとうに悩んでいるとき、いっぱいいっぱいで心が悲鳴を上げているとき、会社に行く気も、家事をやる気も起きないとき。

こういうアドバイスはほとんど効果がないのです。


いったいどうしてか？

それは、いきなり「心」にアプローチしようとしているから。

いわば、**順番が間違っている**のです。

もし、あなたが心の不調を抱えてこの本を手に取ってくださったのだとしたら、これだけは覚えておいてください。

いま、あなたに必要なのは「体」へのアプローチです。

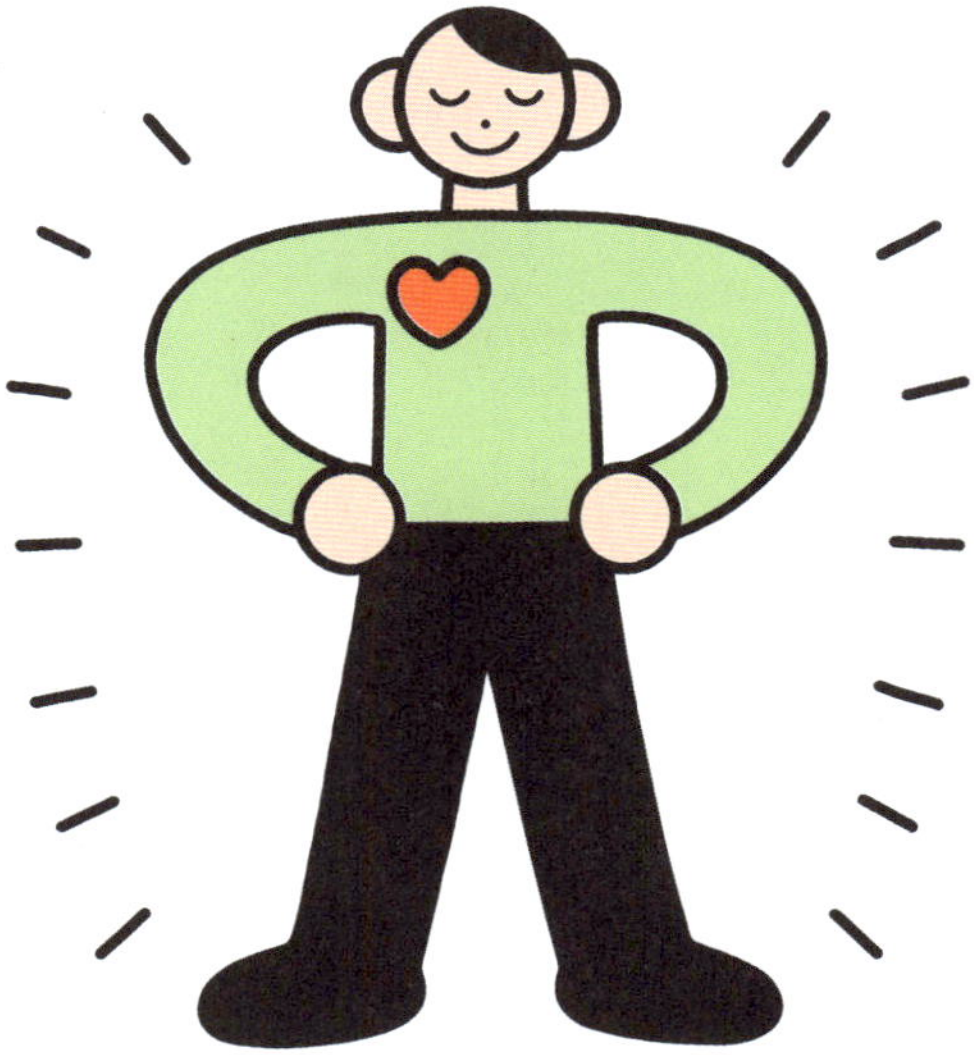

なぜなら、体へのアプローチは、心へのアプローチよりもずっと取り組みやすくて、早く、たしかな結果をもたらしてくれるものだから。

体というのはわかりやすく正直で、手をかければ手をかけたぶんだけ、必ず応えてくれます。

姿勢が変わる、体形が変わる、肩を上げられる範囲が変わる、息のしやすさが変わる……。体にアプローチすると、目に見えたり、たしかに感じることのできる変化が次々に起こっていきます。

そうして「体が変わる実感」を積み重ねていたら、いつの間にか、心も変わっていた――それが、遠回りに見えて、簡単にラクにしんどさから抜け出す最短ルートなのです。

体が変われば心も変わる

では、体へのアプローチとは、具体的にどういうことなのでしょうか？

それは、「動く体を取り戻す」ことです。

私たち人間は「動物」です。読んで字のごとく「ウゴクモノ」ですから、動きが悪くなるとストレスを感じ、気分が落ち込みます。これが野生の動物だった場合、「動けない＝死」に直結します。
だから、体の動きが悪くなると「しんどさ」は増えるし、しんどいなぁと言いながらサバイブするのはとってもも苦しいのです。

そうならないために、ポイントになるのは、

「背骨」と「骨盤」です。

実は、この2つが、体じゅうの調子を左右していると言っても過言ではありません。

具体的な方法については第3章で紹介しますが、整体を自分でできるよう考案したとてもシンプルな体操で、この2つを整えることができます。

そうやって体が本来の動きを取り戻し、元気になっていくと、自然と心も上向きになっていきます。

実際、私が指導してきた生徒さんたちは、こんな経験をされた方がめずらしくありません。

「若い頃からの慢性的な頭痛が解消され、猫背も改善。ウエストは10㎝もサイズダウンしました。フルタイムで働きながら、家事に子育てと、常にやることがいっぱいですが、体がサクサク動くようになって負担が減ったおかげで、気持ちも前向きになりました」

「体重が5kg以上減り、皮膚炎や便秘、花粉症といった慢性的な体の不調が消えただけでなく、手術するしかないと言われていた子宮脱も寛解。体の不調がないことで心も軽くなったのか、10年以上通っていた精神科の先生から『もうカウンセリングは必要ないですね』と言われました」

私自身も、整体を学び、指導を続けてきたことで、体はもちろん、マインドも生き方も大きく変化したひとりです。

自分のやりたいことに集中し、ラクに、自分らしく生きることができるようになりました。

あなたは自分を変えられる

私が教室で指導を始めて、約20年。
創始した「まくら体操セラピー」を中心に、その効果が口コミで広がって、これまでに関わった生徒さんはのべ3万人を超えました。

「体へアプローチする」と言うと、年齢制限があるように思われる方もいますが、生徒さんの中には70代で始める方もたくさんいらっしゃいます。逆に、お母さんに連れられて、10代の娘さんがいらっしゃることもあります。

体へのアプローチを始めるのに、年齢は関係ありません。年齢を問わず、どんな人も、体の不調や心の不調を乗り越えることができます。
とくに、この本でお伝えする方法は、女性には効果てきめんだと自信を持っています。


自分の体は、自分で変えることができます。

そして、自分の体を変えることで、自分の心も変えることができます。


むしろ、あなたの体も心も、あなたにしか変えることができません。

だれかに手助けしてもらったり、だれかに話を聞いてもらったり、だれかに賞賛してもらっても、効果は一時的なもの。あなた自身が、自分の体に向き合い、そのままの自分を認め整えていくことでしか、本当にあなたが変わることはないのです。


「今の状況が居心地悪くて息苦しい、こんな自分からもう抜け出したい」

と悩みもがいている人。

「歳をとるのが不安だけど、こんなもんかな……」と諦めモードになりながら、大きな不安に押しつぶされそうになっている人。
「これまで自分を後回しにして、家族のためにがんばってきたけれど、もっと自分のために生きてみたいな」と今まさに人生を見つめ直そうとしている人。

あなたのために、この本を執筆しました。

体と心の関係を知って、この本でお伝えする「動きのいい体をつくる方法」を身に付けることができれば、これから先、どんな不安のタネが生まれても、自分の力で乗り越えられるようになります。

もう「あなたの心をラクにする方法」が書かれたメンタル本を買いあさる必要はありません。お悩み相談動画や、メンタルケアの投稿をチェックしつづけることに時間と労力を使う必要もないんです。

だって、あなたの体の中には、「しんどさ」を乗り越える力がもともとあるのですから。

もくじ

第2章　あなたの心を救う「カラダさん」の取り扱い説明書

第3章　しんどくなったら、心より先に体を整えよう――体の土台のつくりかた

第4章　どんな変化にも、しんどくならない自分でいるために

第5章　体が整えば、人間関係のしんどさも手放せる

第1章

心の「しんどさ」を
乗り越えるカギは、
体にある

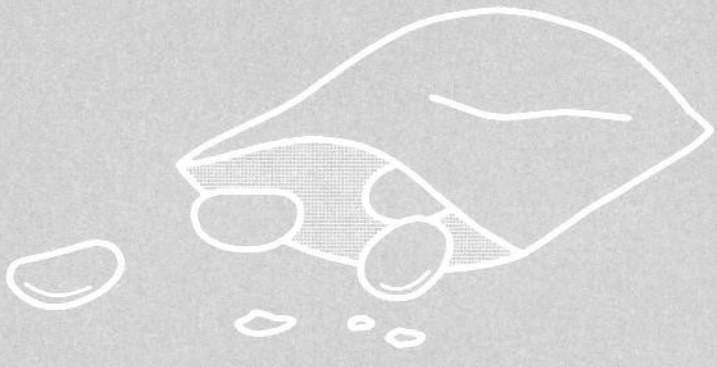

あなたはどうして「やめられない」のか？

あるとき、ひとりの生徒さんから、こんな相談を受けました。

「私、ポテトチップスが大好きで、夜中につい一気食いしてしまうんです……。食べた後にはすぐ後悔して、『もうやめなきゃ』と思うんだけど、なかなかやめられなくて。どうしたらいいですか？」

ポテチに限った話ではありません。ケーキにアイスクリーム、はたまたインスタントラーメンまで、深夜のドカ食いってよく聞く悩みですよね。

みなさんなら、このお悩みに対して、どんなアドバイスをしますか？

「私も気持ちはよくわかります」と共感する？

「ポテトチップスを買わないようにしたらどうですか」と提案する？
「ポテトチップスは1袋あたり○○キロカロリーで……」と説得する？

さて、私はというと、こう答えました。

「やめなくていいんじゃないですか？　むしろ思いっきり食べちゃいましょう！」

「そのかわり、3日間お食事も含めて、ポテトチップス以外のものは食べないでくださいね」

聞いた生徒さんは、目を丸くされていました。みなさんもきっと「ありえない」と思われたでしょう。

たしかに、ポテトチップスは体に良い食べものとは言えません。高カロリーで糖質も多い。まして、夜中にたくさん食べるなんて、消化に良くないですし、メタボまっしぐらですよね。

それでも私は、「思いっきり食べて」と進言しました。たとえ、相談を受けたのが深夜のラーメンであっても、ケーキのホール食いであっても、同じように答えたと思います。「タバコをやめられないんです」「夜中のネトフリがやめられないんです」といった相談にも、同じようなことをお伝えするでしょう。

どうしてでしょうか？

それは、他人である私がどんな言葉をかけたとしても、その人の行動が変わることはほとんどないからです。

体に悪いからやめるべき。そんなことはすでに本人も頭ではわかっているはずですよね。

それでもついつい、食べてしまう。

何度もやめようと思うけど、なかなかやめられない。

周りの人のちょっとしたアドバイスで行動が変わるなら、とっくに変わっているはずです。

人の行動が変わるのは、自分自身で考え、納得し、決意したときだけ。

どんなに権威のある人からのアドバイスよりも、専門家の説明よりも、自分で決めた「思い」のほうが、はるかに力があるものです。

だから、私は逆に、「食べていい」と思いっきりアクセルを踏みます。

それは、自分で考えて、やめるという行動を選んでみてほしいから。

助手席の私が横からアクセルを踏んでみると、だれもが驚いて、「本当にいいの?」と疑問に思います。これまで耳にしてきた正しい教えとは真逆の「悪魔のささやき」だから、びっくりして思わずブレーキを踏んでしまうんですね。

「先生はあんなふうに言ってたけど、大丈夫かな?」

「そもそもなんで夜中のポテチはダメなんだっけ？」

そうして、初めて問題が自分事になり、変化の兆しが見えてきます。

相談をしてくれた生徒さんは、次に私の元へ来たときには、

「食べつづけなければいけないと思ったら、そんなことをしたらぜったいに体を壊しそうだなと怖くなって。そうしたら、ガツガツした飢餓感がなくなって、あんまり食べたいとは思わなくなったんです。不思議ですね」

と笑って話してくれました。

これから、私はいくつかのメッセージをお伝えしていきます。

まずは、みなさんの抱える「しんどさ」の理由について。そして、心と体のふしぎな関係や、ぼんやりとした不調を乗り越えて、しんどい心をほぐしていく方法について。

そのメッセージを「なんで？」「どうして？」「本当に？」と自分に引き寄せ

て、考えてみてほしいんです。

なぜなら、あなたを変えられるのは、私のアドバイスではなく、あなた自身の「思い」なのですから。

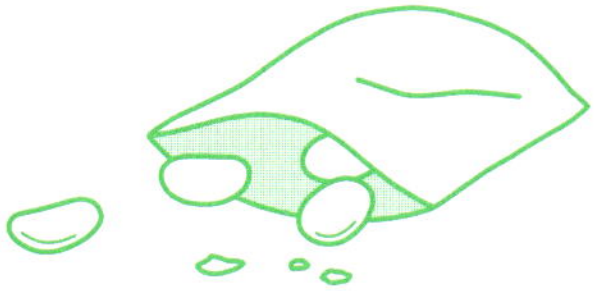

自分をボロボロに傷つけるまで、がんばりすぎないで

たくさんの生徒さんと接していて、日々痛感することがあります。

それは、「がんばり屋さん」の多さです。


たとえば、「家族のためにに私ががんばらなくちゃ！」と家事に育児に仕事に、休みなく動いている人。

「自分がやらないと回らないから」と常にいくつもの仕事を受け持っている人。

「忙しいけど、断るわけにはいかないし」とＰＴＡの係を引き受けている人。


なんでも良いところと悪いところがありますが、「がんばり屋さん」はとて

も優秀で、責任感も人の心を汲み取ろうとする力も強い方が多いですね。
ただ、そうなると当然、周囲からの期待も高まり、いつの間にかそれに応えるため、「私がやらなきゃ」と自分を奮い立たせるようにして、過剰なストレスを抱え込んでしまう。

「しんどさ」がテーマであるこの本を手に取ってくださったあなたも、そんな「がんばり屋さん」のひとりだと思います。

自分ががんばりすぎていることや、無理をしていることには、気がついているんですよね。「このままじゃいつか自分の身がもたなくなるんじゃないか」という不安もある。でも、自分がやらなきゃいけないし……。

そんな葛藤を抱え、苦しんでいるがんばり屋さんに、私はこう声をかけたいと思います。

「もういいんじゃない？　人のためにがんばらないで、自分のことを優先しても。『逃げるが勝ち』もアリですから」

たまには家事を放棄してもいいし、仕事をサボったっていい。**「ねばならない」から、たまには逃げちゃいましょう！**


「がんばらなくていいんじゃない？」

そう言われて、まず真っ先に思い浮かんだのは、「とはいっても、私がやらなくちゃ……」という気持ちかもしれません。実際に、あなたのおかげで助かっていることがたくさんあるのだから、当然です。とくに、だれかのためにがんばれる責任感の強い人であればあるほど、「でも……」と思われるはずです。


けれど、つらい現実ですが、あなたでなければできないことは、ほぼありません。

大谷翔平《おおたにしょうへい》選手のような方は別ですが、それでも、彼がこの先、歳をとって引退したとしても、メジャーリーグは回りつづけます。大谷選手でもそうなんですから、我々のような一般人なら、あったりまえです！

「でも私がいなくちゃ……私がやらなきゃ……」という思いが湧いてきたら、自分自身に言ってあげましょう！

「オマエじゃなくてもいいんだよ〜」って。

すると、ぼんやり「たしかに、自分がやらなくてもいいこともあるのかも？」という考えが浮かぶはず。

そうして、だんだんと時間が経って心が落ち着くにつれて、「どうして自分ががんばっていたのか」という疑問が頭を巡りはじめるでしょう。


仕事だったら「上司に認められたいから」かもしれない。

漠然と「このくらいがんばらなくちゃ自分の存在価値がなくなる」と思っている人もいるでしょう。

あるいは「デキる自分でいることで、みんなに頼られたい」と思っているのかもしれませんね。

それは、心の奥底に隠されていた、自分の本当の動機や欲求です。

そうやって、自分の本当の願いがわかってしまえば、「体を壊すほどにがんばる」ことはしなくなるはずです。だって、そうやってがんばりつづける以外の方法でも、あなたの願いを叶える道が見つけられるはずだから。

まずは、「逃げてみる!」。

そして、自分じゃなくてもよかった、と気づいてしまったら、手放して、もっと自分のためになることをがんばりましょう。

もういらないのに、情報を食べつづけていませんか？

そもそも、多くの人にとって「がんばりすぎ」が通常運転になっているのは、どうしてなんでしょうか？

私は、その原因のひとつに、SNSがあると思っています。


SNSを眺めていると、たくさんの「人生がうまくいってる風」の人たちがアドバイスを発信してくれていますよね。たとえば、

「1日5分で10kg痩せられる！」

「稼げる人が実践する5つの習慣」

「賢い子に育つ知育おもちゃ3選」

など、流し見している手をつい止めたくなるような、気になるトピックスが目白押しです。
そして、「ダイエットしなきゃな」と思ってちょっと検索すれば、痩せるための方法が無数に提案される。しかも、たいていの情報は無料です。美容、健康、仕事、貯蓄、恋愛、子育て。どんなジャンルでも、そんな提案があふれています。

便利といえば、便利な社会です。
でもその一方で、現在のＳＮＳやインターネットは、明らかに情報の「栄養過多」な状態になっていると感じます。

あなたの目の前のテーブルには、「やったら成功できること」という栄養満点の情報が並んでいます。しかも、すべてタダだと書いてある。思わず手が伸びてしまうのは、当たり前の心理でしょう。

そうやって「なるほど!」「これはタメになる!」と休みなく、いろんな情報を口にしているわけですね。

けれど、どれだけたくさんの情報を食べても、なかなか「身につく栄養」にはなりません。それどころか、食べすぎたせいで疲れてしまった……と「しんどさ」を抱える人のほうが多いかも。無計画に、なんのプランも一貫性もないまま食べているのだから、当然のことですね。

あるいは、迷い疲れている人もたくさんいるでしょう。

「どの情報を信じればいいの?」

「本当にこれで成功できるの?」

「あれもこれも有益に見えるけど、ぜんぶやるべきなの?」

そうやって、延々と迷い箸をつづけている。結局、時間だけがいたずらに過ぎていって、「しんどさ」をため込んでしまっています。

しかも、そういう「ごちそう」は、こちらの都合は完全無視で、ずっとサーブされつづけます。なかには、「これをやらなきゃ損だ！」「これができないなんてありえない！」とこちらを焚きつけるような情報も多くある。

そうなると、**「あれもしなくちゃ」「これもできたほうがいい」と、どこか急きたてられるような感覚**に襲われます。

だから、すでにお腹いっぱいで「しんどい」のに、がんばってがんばって口に詰め込みつづけてしまう。

このように、現在の「情報が栄養過多になっている社会」が、私たちを「がんばり屋さん」へと向かわせ、「しんどさ」をもたらしているのです。

偏った「みんな」に振り回されないで

情報が栄養過多になった社会には、とても危険な無限ループの罠が潜んでいます。

たとえばAmazonで本を買うと、自分の興味を引きそうな関連図書が表示されます。とても便利なしくみですが、書店に行ってタイトルに惹かれて手にした本が自分の人生を変えてくれた……なんていう運命の出会いは得られません。

こうして、いつも自分のために用意された情報しか見なくなると、視野が狭くなり、価値観がかなり凝り固まってしまいます。

「同世代はみんな結婚している」

「どの家庭も小学校受験をしている気がする」

「主婦はみんなあのスーパーを使っているんだな」

など、**偏った〝みんな〟像が形づくられていく経験**は、みなさんにも心当たりがあるんじゃないでしょうか。

または、

「40歳といえば、だいたいこんな生活をしているもの」

「母親といえば、こんな考えを持っている人が多い」

といったように、「○○らしさ」のイメージが形づくられることもあると思います。


そうやって偏った価値観が固まっていくと、だんだん「自分もみんなと同じように〇〇しなくちゃ」「自分も〇〇らしくしなきゃ」という考えに行き着きます。その姿はまるで、視野を制限されて決められたゴールに向かって爆走する馬のよう。

そのとき見えているのは、いわば偏った「理想の自分」です。
あえて、もっと厳しい言葉を使えば**「妄想の自分」**と言ってもいいと思います。

みんなと同じように、これができなくちゃいけない。母親として、こんな人間にならなきゃいけない。

そうやって、他人との比較の中でできた「理想の（妄想の）自分」を思い描くようになる。

だけど、理想の自分と現実の自分には、往々にして大きな乖離があるものです。

だから、みんなその乖離を埋めるべく、提案されるがまま一生懸命に努力する。

でも、次から次へと目に入る方法を試してがんばっても、「理想」との距離はなかなか縮まりません。

「どうして？」「じゃあどうすればいいの？」と、ますます情報に溺れ、気づけば理想が強化されて……。

これが、今の私たちが抱える「しんどさ」の無限ループの正体です。

「より良い自分になりたい」と努力するのは素晴らしいことです。そんな向上心を持っていること自体は、人生においてとても大切なこと。

問題なのは、それが自分の中から出てきた向上心ではなく、他人軸でできた向上心であることです。

偏った情報を、自分の中で膨らませた「理想の自分」。それは、情報操作によって生まれたようなものです。もしも、その「妄想」にとらわれてしまえば、あなたは永遠に現実との乖離に苦しみ、「しんどさ」を抱えつづけることになってしまうでしょう。

人間は一人ひとり個別の存在です。

出生地や年齢、バックグラウンドが異なるように、その人の持つ特性や得意なこと、好きなこと、できることやできないこともすべてバラバラです。

そして、「なにをもって幸せを感じるのか」も、一人ひとり答えのちがう問いでしょう。

今は、そんな大前提を忘れてしまう環境が整っています。これほど情報がなかった時代は、自分の目に見えるもの、目に入る人だけがモデルケースでした。

だから迷うことも、過大な妄想を描く機会もありませんでした。

知らないことさえもあたかも経験したかのように感じることのできる時代だからこそ、少しずつ感覚がおかしくなってしまうのかもしれません。


当たり前のことですが、「全員が同じ」ということはありえません。

そして、あなたが「みんなと同じ」になることも、「あの人と同じ」になることもありません。

でもそれは、残念なことでもなんでもなく、**ただあなたはあなたであり、あなたには、あなたの価値がある**、ということです。


あなたが、あなたなりの幸せを感じられるのなら、それだけで十分なのです。

尾骨は心の状態をうつしだす鏡

私たちはたくさんの「しんどさ」を抱えて生きている。

そうだとした場合、その「しんどさ」とは、心の疲れなのでしょうか。それとも、体の疲れなのでしょうか。


たとえば、激しい運動をした後の「しんどさ」は、わかりやすく体の疲れですよね。

一方、これまでお話ししてきたような「しんどさ」のループについては、どう考えても「心」の疲れです。

だからみんな「心の処方箋《せん》」を求めている。心の栄養、心の休息を取ろうとしています。

けれど、私はここで断言します。

心と体はつながっているんだ、と。

なぜなら、心の様子は体の様子にあらわれるからです。経験上、心に栄養や薬を与えても、それは一時の効果しかありません。むしろ、体にアプローチするほうが、心の「しんどさ」も解消しやすいと感じています。

いちばん心と体のつながりがわかりやすい部位は、尾骨《びこつ》です。

たとえば、ワンちゃんはしっぽ（尻尾）で感情を表しますよね。うれしいことがあるとしっぽを高く上げ、ブンブンふる。叱られた後や怖いことがあったときは、しっぽをクルンと股の間にしまいます。

人間も同じで、尾骨は感情をよく表す部分です。

以前、こんなことがありました。

初めて操法《そうほう》（整体の指導を行うこと）にいらした女性に、うつ伏せになってもらったところ、一目で「骨盤が開いて下がって硬くなっている」とわかりました。なにか大きなストレスを抱えているのかなと思い、尾骨とその上の仙骨《せんこつ》に手を当てながら「いろいろ大変でいらっしゃるんですね」と静かに声をかけました。すると、彼女はせきを切ったようにダーッと泣き出したんです。ゆっくり話を聞いていくと、ご家族との関係で大きな悩みを抱えていらっしゃったようです。

また、こんな方もいらっしゃいました。

激しい腰痛で奥さんに連れてこられたご主人。

腰を診ると、仙骨は硬く尾骨はワンちゃんが叱られたときのように下がって巻いている状態でした。

「お仕事ができる方だけに、色々と大変でいらっしゃるんですね」

とつぶやくと、そのご主人はガバッと起き上がって、「いや~そうなんですよ、実はですね……」と、職場でのストレスや、仕事の相談ごとまで私にされました。全く知らなかった奥さんは、驚いていらっしゃいました。

帰り際スッキリした顔で「先生また来ます!」とおっしゃるので、「痛みがないなら来なくて結構ですよ。お家で奥さんと一緒にまくら体操してくださ い」と言って見送りました。(まくら体操は、第3章でご紹介します)

その後、奥さんと一緒に体操に励み、ご家庭での夫婦の会話も増えて、腰痛も良くなったそうです。

人の体とはおもしろいものですね。

そんなふうに、すこしメンタルが落ち込んでいる人や、やる気を失っていたり、引きこもり気味な人などは、たいてい**腰が下がり、仙骨部分が硬く張り出し、尾骨がお尻の間に巻き込むような形**になっています。

簡単に言えば、心が弱っている人は、姿勢が悪い場合が多く見られるのです。

逆に、重いうつ状態だった人が、日常的に自分の体を整え、姿勢を改善していったことで、すっかり豊かな表情を取り戻すこともあります。

「気合いを入れたらできる」

「怖くないと思えば大丈夫」

「メンタルが強ければうつにはならない」

そんなふうに、心、いわば気の持ちようで「しんどさ」はどうにかなるものだと思っている人も多いかもしれません。

でも、なかなかうまくいかないのが現実です。

そして、心と体は「互いに」影響し合っているということも事実です。

心の様子が体の反応に表れることもあるし、それを心で止めようと思っても止められないこともある。体の反応で心の様子がわかることもあるし、体の状態が心を変えることもある。

だから私は、「しんどさ」を抱えて心だけに目を向けようとしてうまくいかないときは、ぜったいに体からアプローチするのが良いと思っています。

体が「ブラック企業状態」になっていませんか？

目の下にクマができて、いつも眠そうなのに、夜更かしをやめない人。

健康診断で引っかかりまくっているのに、暴飲暴食をやめない人。

そんなふうに、だれかに摂生を呼びかけられても、なかなか耳を貸さない人はよくいます。「自分の体なんだから、自分の好きにさせろ！」というわけです。

「いるいる、そんな人」と共感してくださった人もいれば、「自分のことかも……」とすこしギクッとされた人もいるかもしれませんね。

私は、それを**「ブラック企業状態」**と呼んでいます。

自分の体の状態を無視して「自分の勝手だ！」と体を酷使する人は、社員を正当に評価せず、激務を平気で継続させる悪徳社長そのもの。


自分というのは、「株式会社わたし」です。

社長として社員に指示を出し、経営方針を決めて、舵《かじ》を取っているのが、あなたの「心」（気持ち）。そして、一つひとつの臓器や四肢、皮膚など（総称して「カラダさん」と呼びます）はみんな、その指示に従う社員です。


社員はみんなかなり疲れているのに、毎日深夜までの残業が当たり前。有給休暇も自由に取ることができない。そんな会社があれば、完全なブラック企業ですよね。

そんなふうに理不尽な命令で、無理をさせつづけたら、社員のパフォーマンスはどんどん落ちていくでしょう。いずれはストライキが起きたり、病欠者が続出するかもしれません。

「自分の体なんだからいいだろ！」と好き勝手するのは、これと同じことなんです。

あなたが「まだ食べたい！」「まだお酒を飲みたい！」「まだ起きてドラマを観たい！」と指示を出したら、カラダさんたちは「社長があぁ言ってるんだからがんばらないと……！」と無理をしてでも働いてくれます。

なぜなら、もともと「株式会社わたし」の社員は非常に優秀だから。

愛社精神も強く、社長の指示にはできる限り従おうとし、他の部署の仕事が回らなくなったら、互いに助け合う互助制度まで持ち合わせています。会社（体）の運営がストップしないように努力しつづけてくれるモーレツ社員たちです。

でも、そんな毎日がつづけば、どんなモーレツ社員であってもいつかは限界を迎えます。パタッと働けなくなる。

つまり、痛みを発したり、うまく動かなくなったり、体になにか症状が現れるのは、「もう働けません！」という**カラダさんたちからのストライキ**なのです。

ですが、残念なことに、ちょっとのストライキだったら、無視を決め込む人がとても多い。

「いずれは良くなるだろう」と胃腸薬を飲んで、食べつづける。

「自分だけ休みにくいから」とエナジードリンクを飲んで、出勤をつづける。

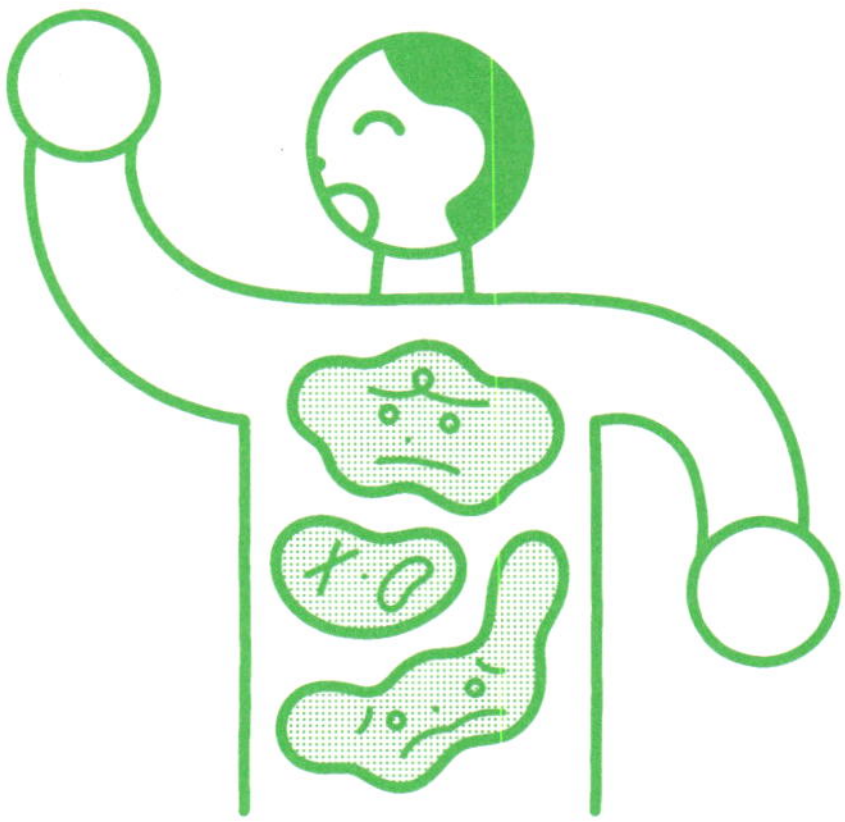

「自分がやらないといけないから」と風邪薬を飲んで、家事をつづける。

もちろんその気持ちはよくわかります。

どうしてもがんばらなくちゃいけないタイミングというのもあるでしょう。

でも、それはまさに、カラダさんたちからのストライキを無視していることにほかなりません。

それどころか、薬でムチを打って、「もっと働け！」と言っているわけです。


そんなブラックな指示を重ねていった結果、どんどん症状は悪化して、ついには大病に至ります。生活習慣病は、そんな無視の積み重ねによる大病の典型だと思います。


病気が見つかったとき「突然のことで……」「なんでこんなことに……」と嘆く人は多いものです。

でも、カラダさんたちにしてみれば**「僕たちはずっと『休ませて！』と訴え**

てきたのにね」と呆れ顔、といったところでしょう。

大きな症状や診断結果として表れる以前から、カラダさんたちはずっとSOSのサインを出しつづけてくれていたはずです。

しかも、ふつうの社員とちがって、カラダさんたちには「退職」という選択肢がありません。カラダさんたちは、一生、あなたの指示に従いつづける運命です。

そんな逃げ道のない状態で、カラダさんたちはあなたのブラックなムチャぶりに耐え、必死に働きつづけてくれています。

それでもまだ、あなたはカラダさんたちの声を無視しつづけますか？

カラダさんの気持ちになって考えてみてください。そんなブラックな会社であなたは働きたいですか？

再生のヒントは、まず「カラダさん」たちの声を聴くこと

逃げ道なく、必死に働いてくれているカラダさんたちのために、ホワイト企業に生まれ変わらなくてはなりません。社長のあなたが心を入れ替え、良い社長へと変身するべきです。

じゃあ、良い社長になるためにはどうしたらいいのでしょうか?

いちばん早くて確実なのは、「社員の様子にもっと関心を持ち、彼らの声に耳を傾けること」です。今、心や体が疲れているという社員がいれば、その声を聞き入れて、ゆっくり休んでもらう。

もちろん、外部のコンサルに頼んだり、社長自身が経営学を学んだりすることが必要な場合もあるでしょう。でも、もし頼むにしても学ぶにしても、現状を把握できていないと何をしていいかわかりませんよね。

やる気のある有能な社員が、どういう環境を与えれば一番その能力を発揮できるのか。まずは彼らの要求に耳を傾けて観察するべきです。

そんな「社員ファースト」な姿勢を持つ社長の態度を見れば、優秀な社員たちはみな、やる気に満ちて、イキイキと働いてくれるようになるでしょう。社員のパフォーマンスはどんどん上がっていくはずです。

そういう社員のパワーアップは、会社全体の業績アップにもつながっていきます。それはもちろん、社長本人にとっても喜ばしいことですよね。

もうおわかりですね。「株式会社わたし」もそうなんです。

「株式会社わたし」の不調をラクにしたければ、だれかの真似をした健康習慣を身につけるのではなく、マインドセットを学ぶのでもなく、毎日必死に働いてくれているカラダさんたちの声を聴く。「体ファースト」を徹底する。そこに答えがあります。

私たちは、自分の外側にある情報に意識を向けざるをえない社会で、日常に追われて生きています。

朝起きてスマホを見て、家族の朝ごはんやお弁当をつくってバタバタ送り出し、自分の支度をして仕事に行く。スキマ時間があればSNSをチェックする。帰ったら急いでごはんをつくり、家事を済ませて、寝かしつけをして……。

自分の体に向き合うタイミングなんて一瞬もないまま、一生懸命日常を走りつづけている人ばかりです。

だから、だんだんと、体が出してくれているSOSに気づけなくなる。そして、そんな「体の声が聞こえない」状態が、慢性的な疲れや原因不明の不調、心の「しんどさ」を引き起こすのです。

忙しい日常のなかでも、もっと「今の自分の体の声を聴く」ことを大事にしてほしい。

これは、私がこの本で伝えたい、大切なメッセージのひとつです。

自分の体の声に耳を澄ませる時間は、そのまま「自分自身を見つめる時間」になります。

そんな時間を持つことで、外野の情報や、はるか彼方にある「理想像」に向けられていたあなたの視線は、自然と、あなた自身へと集中していくでしょう。

すると、自分の本当の感情に気づけたり、本当の問題を考えることができるようになっていく。

つまり、心の「しんどさ」を乗り越える道が見えてくるのです。

そのために何をしたらいいかを、これからお伝えしていきます。

第2章

あなたの心を救う「カラダさん」の取り扱い説明書

体が「ゴミ屋敷化」していませんか？

カラダさんの声を聴くために、大切なこと。

それは、**「入れる前に出す」**という原則です。

たとえば、散らかった部屋を掃除するとき。最初に必要なことは、「ゴミを捨てること」ですよね。

いきなり最新式の掃除機を買ってみても、床にゴミが散乱していたら、まともに掃除機をかけることもできません。

あるいは、片付け本を買ってプロ級の収納術を学んでも、部屋が片付くことはありません。それより先にいらないモノを捨て、部屋に収まる量にまで、モノを減らす必要があります。

これは、私たちの体でも同じです。

体の不調を感じて病院に行き、薬を処方してもらう。あるいは、薬局で市販薬やサプリメントを購入する。

こんなふうに、「体に良い（はずの）もの」や「病気に効く（はずの）もの」を体に「入れる」ことが、体のケアだと考えている人は多いのではないでしょうか？

もしくは、普段から野菜中心の食事をする、塩分ひかえめの食事をするといった「体に良い（はずの）食事」を「入れる」ことで、体に気を遣っているという人も多いかもしれません。

もちろん、そんな取り組みは、体にとって良い効果をもたらしてくれるもののひとつだと思います。

でも、体の力を最大限に引き出そうとするなら、順番が間違っています。

体にとっては、**「良いものを入れる」ことよりも、まず先に、体にたまった「ゴミを出す」ことが大切です。**

体のなかの悪いものを排出する。

それだけで、いろいろな体の不調は改善されていきます。

私はこの「体のゴミ出し」にあたる作用を「排泄」と呼び、とても大切にしています。


では具体的に、体における排泄とは、どんなものでしょうか?

最初に思い浮かぶのは、便や尿だと思います。いちばんわかりやすく、大切な排泄反応ですね。同じように、汗や涙、鼻水、呼吸、生理など、体から「出る」ものはすべて排泄にあたります。

さらに、老若男女問わず、もっと大切な排泄反応があります。

それは、熱を出すこと。


たとえば、風邪を引いたとき、何重にもした布団にくるまって、たくさん汗を流す。もちろん体温はぐんぐん上がり、頭もぼーっとしてくる。そんなふうにひと晩過ごすと、翌朝にはスッキリ風邪が治っている。

みなさんにも、そんな経験がないでしょうか？


逆に、「体はすごくダルくて体調が悪い日がつづいているけれど、熱はないんだよな……」という経験をお持ちの人もいると思います。

それはまさに、発熱という排泄がうまくいっていない状態。体力がないから、発熱（排泄）する力がなくて、熱が体の内に籠《こ》もってしまっているんですね。

熱は上がりきったら下がっていくものですが、上がりきらないとスッキリせず、「風邪をぶり返す」「こじらせる」ことになります。それでダラダラと体調の悪い状態がつづいてしまうのです。

幼いお子さんの場合、急に発熱し、サッと回復することが多いと思います。

それこそが、体の反応が良く、元気な体。風邪を引かない子が丈夫なのではなく、すぐに回復する体が丈夫な良い体だというのが私の考え方です。

整体では、発熱も咳も、鼻水や湿疹、下痢、ぎっくり腰もすべて「排泄反応」として歓迎します。そんな体の排泄反応を邪魔せず、うまく経過させることができると、なんとも気持ちのいい状態へとリフレッシュすることができます。

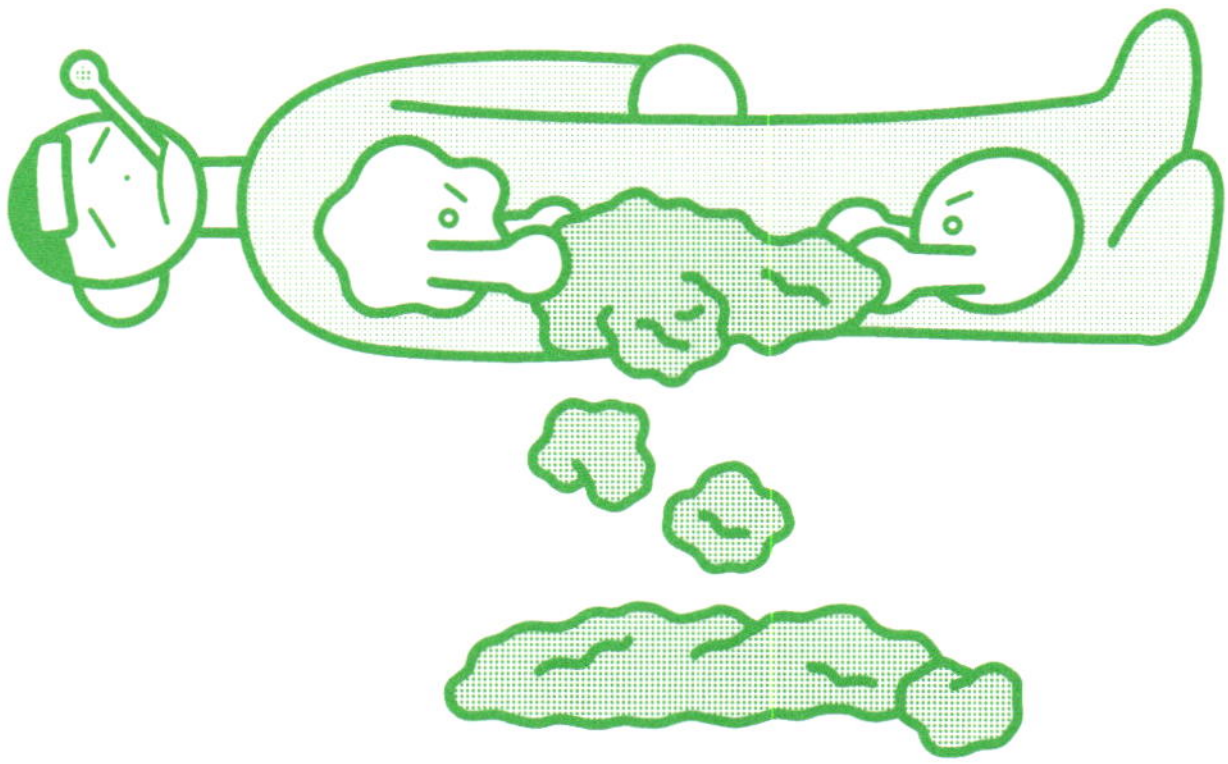

とはいえ、排泄反応は私たちにとってはあまり歓迎したくない、つらい症状でもあります。

でも、排泄反応がない（=症状がなにもない）体になってしまうとたいへんです。そうなれば、ゴミ屋敷まっしぐら。ゴミ出しも掃除も、どんどん重労働になり、億劫になってしまいますから。

入れるよりも、まずは「出す」。

こまめなゴミ出しをつづけることで、体の中をフレッシュな状態に保つことができ、カラダさんも働きやすくなります。

「自律神経」の変調が心と体の不調のサイン

この「排泄」がうまく働くようになると、体にとって良いサイクルが巡りだします。

「良いサイクル」とは、体に入った悪いものを、勝手にお掃除して、キレイな状態に戻すサイクルのこと。つまり、**体にはもともと、自然と自らを浄化する力が備わっている**、というわけです。

この力を「自浄作用」と呼びます。「自己治癒力」と言いかえてもかまいません。

自浄作用は、私にもあなたにも、生まれたときから全員に備わっている、すごい力です。これをしっかり活用しない手はありません。

たとえば、体のなかに残った老廃物や毒素が毎日便や尿として排出されるのは、いちばんわかりやすい自浄作用の例ですね。

それから、自己治癒力という側面から言うと、転んでできた擦り傷が、しばらくするとキレイな皮膚になることや、骨が折れたところを固定していたら、キレイに骨がくっつくこともそうです。

自分の意思とは関係なく、勝手に悪いものを排出したり、傷を修復したりして、もとの元気な状態に戻してくれる。そんな便利なシステムが、「自浄作用」です。

この「自浄作用」に深く関わっているのが、**自律神経**です。

「自律神経の乱れ」「自律神経を整えよう」「自律神経失調症」といったワード

で、最近よく耳にするようになりました。

自律神経とは、呼吸や血液循環、消化など、生きるのに欠かせない働きを、無意識のうちにちょうど良い状態に調節してくれている機能のこと。自律神経には、交感神経と副交感神経という正反対の作用を持つ2つの神経があって、この2つが交互に働いてバランスを取ることで、体のなかの状態を一定に保ってくれています。

2つの神経のバランスが乱れると、体にはいろんな不調が引き起こされます。たとえば、イライラしやすくなったり、睡眠の質が低下したり、胃腸の働きが悪くなったり。肩コリや頭痛、肌荒れ、不整脈やめまい、動悸などがひんぱんに起きるようになったり。更年期障害が重くなったり、うつ症状が現れることもあります。

素晴らしいシステムがある私たちのカラダさん。なのに、我々は日々システムがうまく作動しないようにジャマすることをやらかします。

不規則な生活やお酒の飲みすぎ、タバコ、精神的なストレスなど……。要するにあなたの生活習慣です。ということは、自分でなんとでもできるということでもあります。

あなた次第でいくらでも好転させることができますから、いま「カラダさんのジャマばかりしているわ……」とドキッとした方も、伸びしろしかありませんのでご安心を！

自律神経がうまく働いていれば、体のなかの消化や吸収、排泄のプロセスがスムーズになっていきます。つまり、体が本来の力を発揮して、自浄作用もしっかり機能してくれるようになるのです。

少しめんどくさい話になりましたが、ここではとにかく、

「自律神経というのが体と心の調子のカギを握っている」

「自律神経を整えれば、体本来のすごい力が発揮できる」

ということを覚えてもらえれば大丈夫です。

検査では異常がなかったのに調子が悪いのはなぜ？

「体が不調だな」「元気になりたいな」と思ったとき。たいていは専門の先生のところへ行き、薬をもらいますよね。

今は、薬局で手に入る薬もたくさんありますし、どうしても外せない仕事や用事があるときなどは、その手軽さに助けられることも多いでしょう。

でも実は、私たちが普段そうやって頼りにしている現代医療（西洋医学）にも、不得意なことがあるんです。

まずひとつめに、現代医療は「体全体を診る」ことが不得意です。

逆に言えば、「部分的な異変を取り除く」ことが得意なんです。

これは、現代医療の発達が世界大戦と切り離せなかったことと関係しています。最前線から送られてくる負傷兵をいち早く治療し、再び最前線へと送り出すこと。それが野戦病院の鉄則でした。そこで抗生物質（ペニシリン）や局所麻酔の技術が大幅に進歩し、今、私たちはその恩恵を受けています。

喉が痛ければ喉の炎症を抑える薬があるし、体のどこかに腫瘍が見つかれば、それを取り除く外科手術を行う。

たとえるなら、**モグラ叩き**のような感覚でしょうか。症状が顔を出したら、それを叩く。そんな方法が、現代医療の得意とするところです。

だから、健康診断や検査の数値に異常がなければ、なにもできないし、なにもしません。もしも体のなかに重大な疾患が隠れていたとしても専門の分野でなければ見つけられないことが多い。自分のマークしている穴からモグラが顔を出していないんだから叩けない、というわけですね。

ちなみに、東洋医学ではこの状態を「未病《みびょう》」と呼び、治療の対象となります。

ふたつめの現代医療の不得意は、「目の前のその人の体に合わせること」です。

たとえば、胃痛があるとき。大柄なお相撲さんと、華奢なバレリーナに処方される薬は、どちらも「大人ひとり分」です。身長も、体重も、服のサイズも、食事の量もちがうのに、同じ量の薬で、ちゃんと同じだけの効果があるのでしょうか？　逆に、薬が効きすぎてしまうこともありそうですよね。

（もちろん、小児と成人では量がちがったり、薬によっては体重に合わせて個別に規定量が計算される場合もあります）

治療や薬の処方は、「標準」が決められているものです。そして、そのとき当てはまった病名の「症状」に合わせたものです。だから、自分の体にぴったり合うのかというと、疑問が残ります。

ただここで誤解をしてほしくないのは、だから病院はダメなんだ、薬はダメなんだ、といった表層的な良し悪しを言いたいわけではないということです。

それぞれの方法に、得手、不得手がある。だからこそ、大切なのは、そんな手段を**「うまく使いこなせるようになる」**ことです。

なにかひとつに頼りっきりになるのではなく、常に自分が主体となって、それぞれの得意な面で、必要なときに力を借りる。

それこそが、体と心を自分でコントロールする「セルフケア」の本質です。

麻痺した左半身を動かした「言葉のかけ方」

現代医療にも不得意なことがある。その一例として、私の夫のエピソードをお話しさせてください。

私と夫は15歳の歳の差がある熟年再婚カップルです。夫が脳卒中を発症したのは、結婚1年目の晩秋でした。

救急車で搬送されるとき、彼が私に滑舌が悪くなりつつある中で言った言葉は「ごめんな、（やっぱり）迷惑かけて」というものでした。

結婚するとき彼が唯一気にしていたのは、これから私に介護の面倒をかけるだけなんじゃないか、ということだったからです。

幸い軽傷で、2週間ほどで退院しましたが、後遺症で左半身に軽い麻痺が残りました。茶碗を持つと落としてしまう、滑舌が悪い、嚥下《えんげ》しにくい。そんな不自由な状態でしたから、「絶対元に戻すんだ!」と彼は張り切って、病院内のリハビリに通うことになりました。

理学療法士さんはとても親切で、優秀な方ばかり。彼も一生懸命リハビリに励んでいたのですが、どこか落ち込んでいる様子もあります。

話を聞いてみると、

「リハビリの先生は『(動かない左半身を)動かせるようにがんばりましょう!』と励ましてくれるんだけど、がんばったって動かないからリハビリしてるのに……という気持ちも浮かぶんだよね。動きにくいところを見る度に、もう一生元のようには動かないのかもしれない、と思って凹んでしまう」

と吐露してくれました。

リハビリ自体は、ゆっくりながらも、たしかに効果が出ていたのですが、一方で、本人の自己肯定感がすこしずつ下がってしまっている、という別の問題が生まれていたのです。

そこで、私は整体の方法で、すこし手伝ってみることにしました。

「なにをやってくれるんだろう」と魔法の施術を期待するような目でこちらを見る夫に、まずは仰向けに寝てもらい、私はひと言、「バンザイして」と言いました。

「えっ!?」とふしぎがる彼に、「いいから、バンザイしてみて」と。そのあとも説明なしで指示をつづけます。


「じゃあ次は右手と右足でズーッと伸びてみて」

「次、左で」

「はい右」

「はい左」……

夫はわけもわからず、矢継ぎ早に飛んでくる指示をこなしていました。

そして、しばらくして驚いた声を上げます。

「あれっ⁉　左も動いてる！」

そう。完全にとはいきませんが、私の指示に一生懸命に応えるうち、動くほうの右半身につられて、左半身もパッパッと動いていたんです。

本人がそう気づいたところで初めて、私は次のように説明しました。

整体では、これを「反射の力」と呼ぶ。動かせる右を動かせば、その力がはね返って、反対の左もつられて動く。これは、体にとって当然の作用なんだよ、と。

病院でのリハビリも、私との家でのリハビリも、やっていること自体に特別なちがいはありません。

大きなちがいは、「言葉のかけ方」だけ。ここがポイントなんです。

手を動かすのも、足を動かすのも、指令を出しているのは脳です。その脳に対して、どんな言葉を届けるかによって、意識は変わってきます。

病院でのリハビリのように、
「右手を上げてください。上がりますね。じゃあ左手を上げてください。上がらないからがんばりましょうね」
といった言葉をかけられつづけると、どうしても、意識（脳）に「左手は動かない」と刷り込まれてしまいます。それじゃあ、動かすのはかなり難しくなるし、なにより夫のように自信を失ってしまうことにもつながりかねません。

一方、私は夫になんの説明もせず、上がること前提、できて当たり前というように「バンザイして」と声をかけ、整体的リハビリを始めました。**本人はなにも考えず、ただ反応しただけ**。だから、いわば勝手に、左手が動いたんです。

普段は整体にあまり興味を示さない夫も、このときばかりは「整体すごいなぁ！」と喜んでくれていました。

自分の力で左手を動かすことができたことで、自信を取り戻しているようにも見えました。

なにかに没頭しすぎなのは、心と体のバランスがあやうい状態

さて、夫は普段あまり整体に興味を示さない人だ、と書きましたが、私自身も最初から整体に興味津々だったわけではありません。

若い頃は整体とは無縁の生活で、まったく別の仕事をしていましたし、自分の体のケアなんて、考えもしませんでした。

そんな私が整体に出会うきっかけとなったのは、母の死でした。できるだけ湿っぽくならないようにお話ししますので、すこしだけ昔話にお付き合いくださいね。

私の母は元気が自慢の人でした。健康診断の結果は毎年良好。いつもアクティブに動き回っていたし、実年齢より10歳は若く見られていたくらいです。ところがある年、急に血尿が出て、検査を受けたところ、大腸がんが見つかりました。しかも、すでにステージ4。いちばん進行した状態です。すぐに手術を受けました。その後も漢方薬を飲んだり、食事療法に取り組んだり、代替医療も試しました。

しかし、がんの発覚から1年2ヶ月で、母は帰らぬ人となりました。

最愛の家族を失った経験のある人なら、きっとおわかりになるでしょう。母の死後、私は絶え間ない自責と他責の念に苦しめられることになりました。

「毎年健康診断を受けていたはずなのに、どうして早期発見できなかったんだろう」

「お医者さんの言うとおりにしたのに、なんでこんなことになったんだろう」

「あのとき自分が気づいてあげられていたら」
「あのとき父がこうしてくれていたら」
「あのとき夫がもっとサポートしてくれていたら」

そこから私は、異常とも言える熱量で仕事に没頭するようになりました。忙しさに身を投じることで、なにも考えなくて済むようにしたわけですね。

みなさんもぜひ、気をつけてください。このように、何かに没頭しすぎる背景には、「つらい現実からの逃避」という側面が潜んでいる場合もあります。

私の場合も、ワーカホリック作戦は大失敗でした。心のバランスはますます崩れ、夫とぶつかる機会も増えました。自分では大丈夫なつもりでいたけれど、きっとおかしくなっていた。まだ幼かった娘にも、いろいろと気を遣わせてしまっていたと思います。

そんなあるとき、夫から健康診断をすすめられ、なんと「若年性緑内障」という診断を受けます。

ご存じの方も多いと思いますが、緑内障とは眼圧が高くなることで視神経が圧迫され、視野が欠けていく病気です。そして現代医療では、進行を遅らせることはできても、完治させることはできないとされています。

当時私は、36歳。心のストレスには自覚がありましたが、まさかこの歳で緑内障になっていたとは、夢にも思いませんでした。


私の場合、眼圧は高くないのに視野欠損があるという状態だったのですが、病院からは通常の眼圧を下げる目薬のほか、視野欠損が進んでいた左目にはさらに追加で眼圧を下げる目薬が処方されました。これが、ほんの1滴さすだけでも、大変な激痛がして（その後調べたら個人差があるようです）。肌につくとシミになると言うし、

「このまま激痛に耐えながら、目薬をさす人生が続くのかな」

「でも、視力を失いたくはないし……」

と不安でいっぱいに。

絶対に治るならあのままつづけていたかもしれませんが、その保証もないのになんで耐えなきゃいけない？　と、疑問が湧いてきました。


そのことを、当時、花粉症の治療でお世話になっていた漢方院で話してみたところ、その先生は「それは、首ですね」とバッサリ。「ちょっと触りますね」とパッと首に手を当てて施術されました。そのときまで知らなかったのですが、先生は整体にも精通した方だったのです。

「目の病気なのに首？　いったいどういうことだろう？」

私は回りが良くなった首を傾げながら帰宅しました。


翌朝、目を覚ましてびっくり仰天！

なんと、目がよく見えるんです。私は文字どおり目を疑いました。

「なんで!?」とわけがわかりませんでしたが、見え方の変化は、たしかな事実でした。

これが、私の整体との出会いです。

自分自身の体で、ふしぎな現象を体感したことが「もっと体のことが知りたい」「自分自身で整体を学んでみたい」と思うきっかけになりました。

後悔せず生きるために大切なこと

最愛の母を失って、わかったことがあります。

それは、**「自分の人生を、自分の手に取り戻す必要がある」**ということ。

母が亡くなったあと、闘病生活を含めたあわただしい時間について、いろいろな思いが胸を巡りました。

ひとつは、自分自身に対しての、「私は母になにもしてあげられなかった」

「母の病気に気づいてあげられなかった」という強い後悔。

そして、医療者に対しては、「あれだけ毎年健康診断を受けていたのに、なんで見逃してしまったの？」という不信感が芽生えました。


こんな思いが生まれてしまったのは、結局「体のことはお医者さんに任せておけば大丈夫」という気持ちがあったからだと思います。

体の不調は健康診断で見つけてもらうもの。だから、健康診断で問題がなければ大丈夫。

病気は病院でお医者さんに診てもらうもの。だから、お医者さんの言うとおりにしていたら大丈夫。

私は、そう思っていました。

きっと、みなさんも同じではないでしょうか？　私たちにとって、これはごくふつうで、当たり前の感覚だと思います。

でも、お医者さんに体のすべてを任せることは、自分の人生そのものを他人任せにすることと言っても過言ではありません。いわば、全財産を誰かに預けてギャンブルに賭けるようなもの。人生のすべての選択を占いで決めるようなものです。

だから、なにかあったときに「もっとできることがあったんじゃないか」と大きな後悔に襲われる。

責められる相手がいるから、他人を恨む感情が大きくなってしまう。

そうではなくて、大切なのは、自分自身で決めること、選ぶこと。

そのためには、自分で自分の体を管理すること。自分で自分のケアをできるようになることです。

それは、**「他人任せ」だった人生を、「自分の手に取り戻す」**ことを意味しています。

もちろん、医療を否定するつもりはかけらもありません。

私自身も私の家族も、必要な治療は受けるし、これからも病院に相談に行くことが幾度となくあるでしょう。

でも、体管理の基本は「してもらう」ものではなく、自分で「する」ものだと思うんです。


みなさんにもぜひ、「自分で自分の体をケアする」という意識を持ってほしいと思っています。

そんな意識の変化はきっと、だれかに任せっきりの人生を捨てて、自信を持って自分の人生を切り拓いていくことにつながっていくはずだから。

体の力を信じることが、不安を消し去る第一歩

「自分に自信がない」

「自分にはなにもない」

「自分はどうせ変われない」

そんなふうに自分に自信が持てず、悩む人をたくさん見てきました。

過去の私もそうでした。この本を手に取ってくださったあなたも、そんな暗いトンネルのなかをさまようひとりかもしれませんね。


でも、無理して「自分を変えよう」なんて、思う必要はありません。「変わらなきゃ」と自分を追い込むこともしなくていい。

あなたは、そのままでいいんです。

だって、あなたの体には、すでにすごい力が備わっているのですから。

第1章では、体を見つめて、体の声を聴けば、心も変化していくとお話ししました。

さらに、この第2章でお話ししてきたように、体には、勝手に悪いものを排出し、元気な状態に戻してくれるしくみが備わっています。

だからこそ、**ただ体の力を信じてみてほしい**と思うのです。

体本来の力に身を任せれば、元気に、楽に、ハッピーに生きていくことは、けっして難しいことではありません。

私たちがやることは、**体がその本来の力を存分に発揮できるような土台を整えること**。それだけでいい。そうすればスムーズに動く体を取り戻すことができます。

しかも、毎日ハミガキをするように、ちょっとケアするだけで、体の土台はみるみる整っていきます。


自分で自分の体のケアをする。

それは、ただ体を「健康体」にするだけではなくて、生きる自信を取り戻し、自分自身が楽しめる人生を送ることにもつながっていきます。

次の章では、そんな「体の土台を整える」方法を具体的にお伝えしていきましょう。

第３章

しんどくなったら、
心より先に体を整えよう
——体の土台のつくりかた

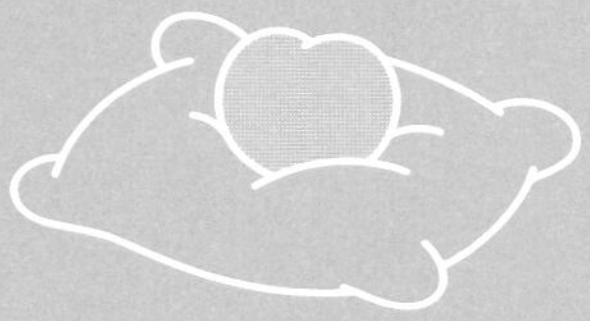

まずは、自分の「歪み」を知ろう 姿勢でわかる性格&行動パターン

「しんどさ」を乗り越えるために、体に目を向けよう。
体がきちんと力を発揮してくれるように、自分でケアしよう。
これまで、そんなお話をしてきました。
そのための具体的な方法を、この章ではお伝えしていきます。

心と体はつながっている、とお伝えしてきましたが、まずはそれを実感いただけるよう、左のリストを見て、自分にあてはまると思うものをそれぞれチェックしてみてください。いちばん多いのはどのタイプでしょうか。同じ数だった場合は、どちらもチェックしてみてくださいね。

Aタイプ

- □ メリハリのない体つき
- □ 鎖骨がはっきり見える、溝がある
- □ 体（肩）が薄く、華奢に見える
- □ 下腹がぽっこりしている
- □ 下あごが前に出やすい
- □ 首が長い、筋張っている
- □ 筋力が少ない
- □ おしりが垂れている（洋梨型）
- □ 疲れやすい
- □ XO脚気味
- □ 足首が硬い
- □ バストにハリがない

個

Bタイプ

- □ 鳩胸（ぜんぶが分厚い）
- □ ずん胴でがっしりした体つき
- □ 鎖骨がはっきりしない
- □ 体重より太って見られがち
- □ 二重あご、首は太く短かめ
- □ 上胸部に強ばりが多く、怒り肩
- □ 筋肉がつきやすく体力に自信あり
- □ おしりが四角い
- □ 前ももに肉がつき全体的に太め
- □ ふくらはぎが発達
- □ 足首が太い
- □ 便秘気味

個

Cタイプ

- □ 左右の胸の高さがちがう
- □ 肩こりがひどい
- □ 噛みしめが強い
- □ ほうれい線が片方だけ深い
- □ スカートが回る
- □ ウエストのくびれの高さがちがう
- □ 自然と足を組みたくなる
- □ 生理痛がある
- □ めまい、頭痛に悩まされている
- □ O脚気味
- □ 靴裏の減りに左右差がある
- □ 脚の長さが左右でちがう

個

A：デリカシーあふれる気配り上手な「猫背さんタイプ」

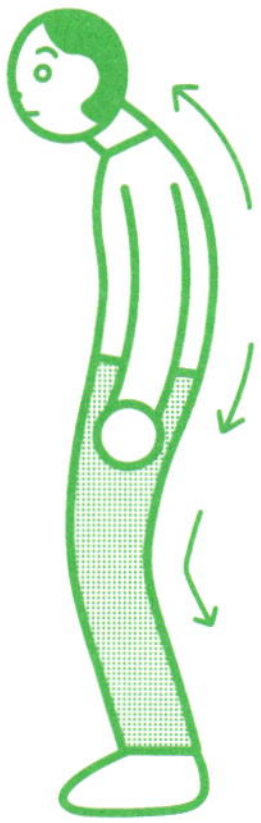

太りにくく、逆に痩せすぎるのを気にする方が多いタイプ。胃腸は弱め。体は硬めです。

このタイプの方は、細やかな気配りができます。周りとの「調和」を大切に考え行動でき、人からの信頼を得やすいので、コミュニティの運営などに向いています。

しかし、周りとの関係性を考えるあまり、自分の意見がないと思われてしまうことも。慎重になりすぎて、機を逃してしまうときもあるかもしれません。
解決策は、自分の軸をつくること。まずは自分の体から見つめる習慣をつけましょう。

B：エネルギッシュでノリのいい行動派「前のめりさんタイプ」

太りやすい、または太って見えやすく、バストもヒップもお腹もしっかりしているタイプです。

このタイプの方は、エネルギーがあふれて活動的です。いるだけでその場が明るくなり、大勢の中でどう振舞えばいいか考えられるので、イベント運営などの場では力を発揮します。

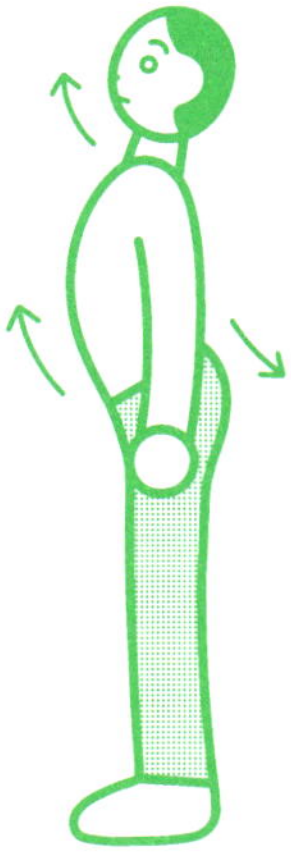

しかし、エネルギーがありすぎて、疲れて動けなくなってしまうことも。病気になって初めて、自分が無理をしていたことに気づくのもこのタイプ。いつも元気印なだけに、ご自身の落ち込みもかなりのものになります。

上半身の強張りが強くなりがちなので、骨盤、腰周りを柔軟に動かし、下腹に力を戻すように心がけましょう。

C：アグレッシブかつ計画的に行動する「理論派のねじれタイプ」

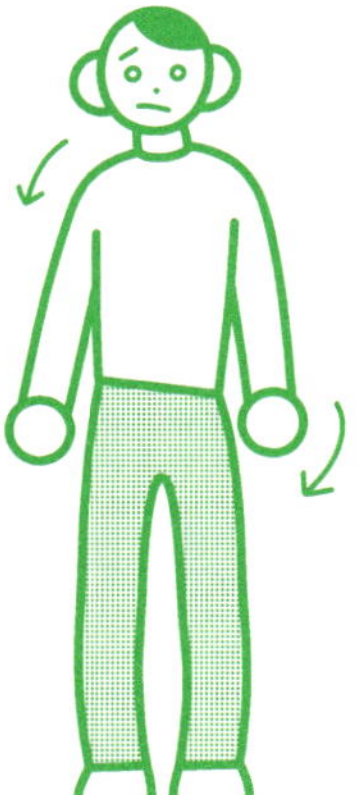

肩こりや腰痛、手足のむくみがあります。女性の場合、婦人科系の疾患を持つことも多いタイプです。

このタイプの方は、とても責任感が強く、言われたこと以上、与えられたこと以上にがんばってやり遂げます。困難にぶつかっても、自分で工夫し切り抜けられるので、指示を出してマネジメントする役割や、営業職に向いています。

一方で、ひとりでがんばってしまうので、キャパオーバーになっていても気づかないことが多く、急に心も体も動きが止まってしまうことも。頑なにならないように、上手に背骨をゆるめてあげることがポイントです。

さて、いかがでしたか？

「なんとなく当たってる〜！」という方も多かったのではないでしょうか。

ちなみに、私はＡとＣのミックスタイプ。昔はＡとＣが同数でしたが、体のクセを日々整えていると、すこしずつ比率も変わっていきます。性格や行動パターンの傾向も中和されていきました。

例えば、前までは人に頼れずかなりの頑固者でしたが、今はひとりで抱え込みキャパオーバーになることが減り、コミュニティの仲間の力を借りられるようになりました。

だれしもそうだと思いますが、良いところも悪いところもあるし、ないものねだりで隣の芝生が羨ましくもなります。でも、長所に見えるところは短所にもなり、まさに紙一重。

自分の体の癖の特徴があまり顕著になると、生きづらくなってしまいます。

骨格から体を整えると、自分の良いところ・好きなところがクローズアップされ、こんなところが嫌だ・生きづらくしているんだと思うところがうまく中和されていくのです。

骨格バランスの屋台骨「背骨のS字カーブ」

ここで、「しんどさ」を乗り越えるために一番いい姿勢とはどんな姿勢かもお伝えしておきましょう。

いちばん大切なポイントは、「アーチ」です。

背骨は、7つの頸椎と12個の胸椎、そして5つの腰椎で成り立っています。それぞれのパートでカーブをつくって、背骨全体でゆるやかなS字のカーブができているのが良い姿勢の条件です。

どうしてS字カーブが必要なのか？

それは、人が二足歩行をするからです。


人の頭はおよそ6キロ。かなりの重さがあるんですね。

腰が下がって腰椎のアーチがなくなり、首が前に出ると、頭を含めた上半身の重さを支えられなくなって、どんどん背骨が押しつぶされていきます。

そんな重さを他の箇所でなんとか支えようとした結果、股関節やヒザ、足首などの下半身に痛みが出たりするわけです。


一方、背中のS字カーブがあれば、頭や上半身の重みが分散されて、しっかり支えることができるようになります。首と腰のカーブは、体全体のバランスを保ってくれている重要なポイント。

このS字カーブがあることによって、人は強い重力のストレスを和らげ、二足歩行に堪《た》えるようになっています。

「背骨の歪み」が自律神経を苦しめていた

背骨とその先の骨盤には、「脊髄《せきずい》」という自律神経のケーブル（束）が通っています。自律神経については第2章でもお話ししたように、体と心の調子を左右する大事な器官です。

そして、24個の背骨一つひとつから、体中の各器官へと自律神経がつながっています。たとえば、胸椎《きょうつい》の2番は胃に、胸椎の3番なら肺に、といったように、それぞれに関連が深い内臓があります。

日常生活のクセによって、背骨が歪んだり、背骨のカーブが崩れて固まってしまうと、どうしても、なかを通るケーブルも圧迫されることになります。

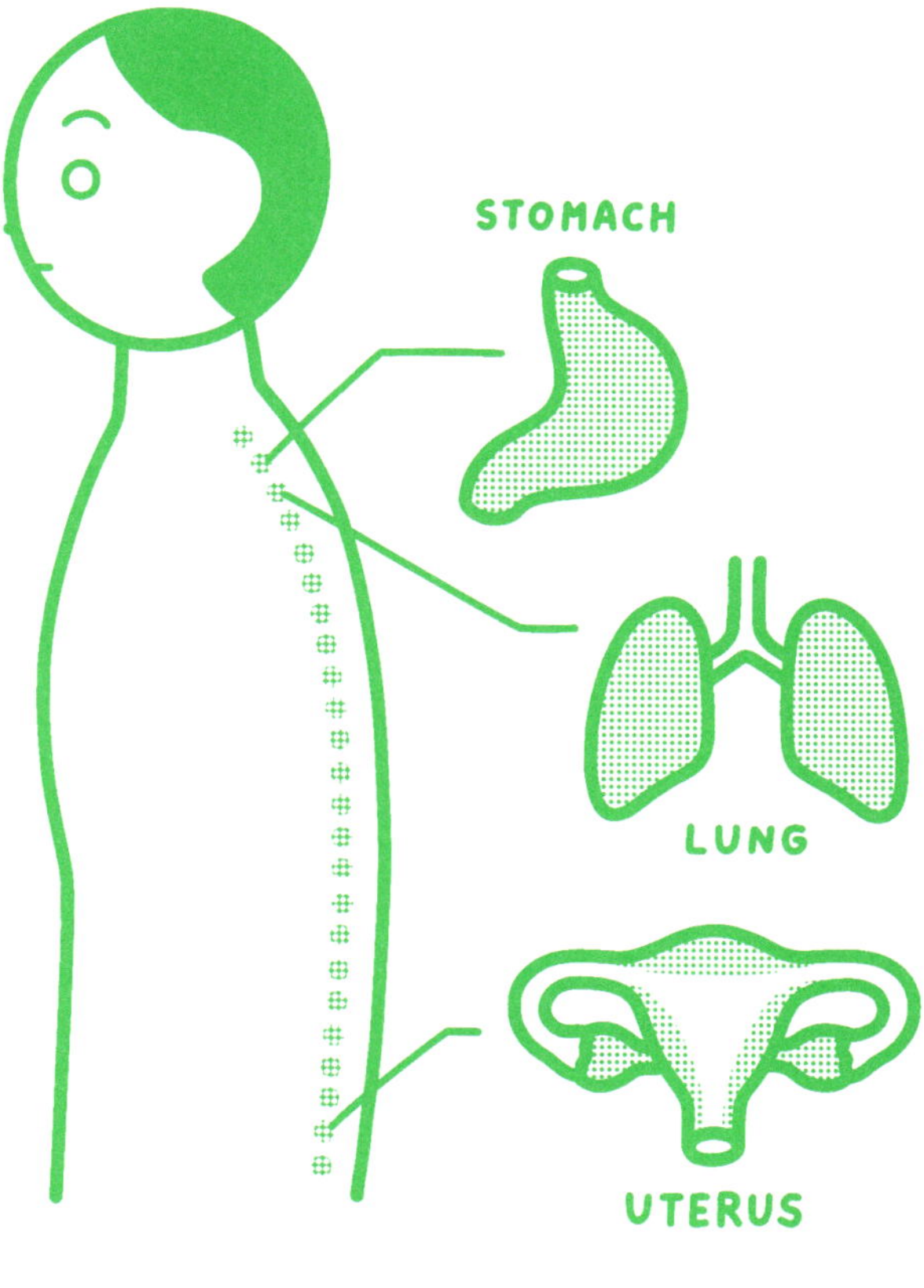
STOMACH
LUNG
UTERUS

ということは、自律神経がスムーズに働かなくなるということ。すると、自律神経がつながった先の各内臓にまで悪い影響を及ぼしてしまいます。

要するに、**自律神経の乱れや内臓のトラブルは、実は背骨の歪みから起きている可能性が高い**のです。

たとえば、デスクワークをする人には、頭痛やめまいといった自律神経の乱れを訴える人がかなり多いです。

それも、姿勢と自律神経が密接につながっていることを知れば、ピンとくる話ではないでしょうか。デスクワークの人は、姿勢が崩れやすく、しかも、同じ姿勢でいる時間も長いため、かなり背骨が歪みやすくなっています。

体の歪みを取ることで、痛みやコリがなくなって、楽にキレイに歩けるようになる。さらには、自律神経の働きも良くなって、内臓の働きも正常化する。

つまり、背骨を整えることで、見た目も、目に見えない不調もぜんぶ改善していくのです。

「ガチガチの骨盤」では心も動かない

そんな背骨と同じくらい、心にとって大切な部位がもうひとつあります。

それが「骨盤」です。

「骨盤」というと、ひとつの大きな骨を指しているように思われがちですが、**実は5つの別々の骨から成り立っています**。

なかでも、仙骨には背骨と同じように自律神経のケーブルが通っていて、主に生殖器につながって指令を出しています。

とくに、女性にとっては、「骨盤の機能が体の調子のカギを握っている」と言ってもいいくらい、骨盤は大切。なぜなら、毎月やってくる生理、そして妊娠や出産に深く関わっている部分だからです。

ご存じの方も多いと思いますが、生理とは、排卵された卵子が受精しなかったときに起こる現象です。受精しなかったために使われなかった子宮内膜がはがれ落ち、経血になって外に排出されます。

実は、この生理のたびに、5つの骨が動き、骨盤が開閉しています。いらなくなった子宮内膜（経血）や体のなかにたまった不要なものを出すために骨盤が開いて、排出が終わったら閉じる、というよくできた排泄システムです。

そんな骨盤の開閉がスムーズになると、生理もスムーズになって、生理痛や生理不順といったトラブルがなくなっていきます。

逆に、開閉がうまくいかないと、生理のシステムに狂いが生じて、周期のばらつきや長期化、生理痛などに悩まされたりすることになります。たとえば、

「生理かな？」と思ったのにやっぱりちがった、という経験がある人はいませんか？　これは骨盤がなかなか開ききらないから起こること。一方、1週間以上ダラダラと生理がつづくのは、うまく骨盤が閉じきっていない証拠です。それから、骨盤の開閉力が弱っていると、出産でもトラブルが多発してしまいます。

ここでぜひ、ご自身の骨盤の状態をチェックしてみましょう。チェックの方法は簡単です。

①両手でウエストを挟みます。

②手の下に腰骨を感じたら、その骨を指でお腹のほうに辿ってみましょう。

③すると、スポンと骨を感じなくなる凹んだところがあると思います。

④イラストのように、そこに片方の小指を置いて、

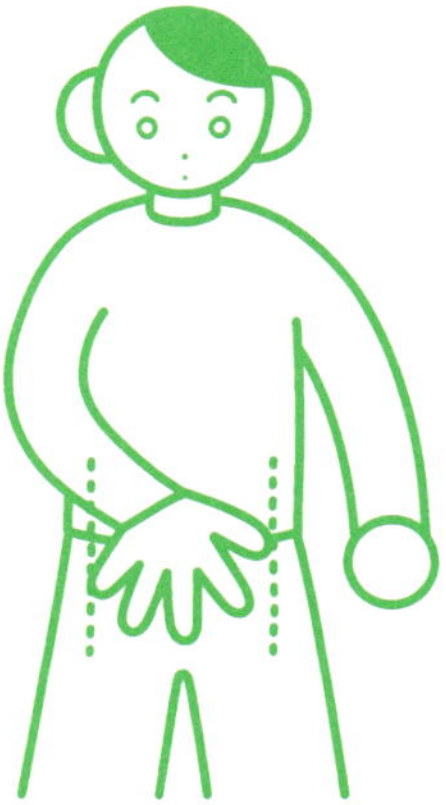

反対側に向けて手のひらを開いてみましょう。（片手で届かない場合は、反対側から逆の手を伸ばし、両手が重なった幅が指何本分くらいかを確認します）

いかがでしたか？

このとき、左右の間隔が、手のひら1つ分になっているのが理想的な骨盤幅とされています。

そして、生理になったらプラス指2本分くらい開いて、生理が終わるとまた手のひら1枚分にまで閉じるのが理想的な骨盤の開閉です。

前腸骨の高さに左右差があったり、生理ではないのに指が何本分か入るくらい開いていたり、片側だけが大きく開いていたり……。

骨盤は立体です。ここでは、左右差と横幅だけのチェックなので、あくまで目安ですが、ご自身の骨盤のズレやクセが目に見えて感じられると思います。

ただし、骨盤の状態にも個人差があります。「開いているからダメ」「閉じているから良い」とは思わないでくださいね。大切なのは「きちんと開閉する」ことです。

骨盤のズレやクセは、生理などに影響を及ぼすだけでなく、もちろん姿勢にも影響します。骨盤という土台が整っていないと、その上に積み上がっている背骨の隙間が詰まったり、歪んだりして、自律神経の働きが悪くなってしまいます。

だから、骨盤のクセをリセットしていくことは、体と心のケアとしてとても大切なのです。

生理や出産は、骨盤が大きく動くタイミング。つまり、骨盤の位置が狂いやすいタイミングでもありますが、逆に言えば、骨盤の位置を整えられるタイミングでもあります。ぜひチャンスととらえて、この後紹介する体操で整えてほしいと思っています。

それじゃあ、生理や出産のない男性や閉経した女性の場合は、骨盤を整えるチャンスがないのでしょうか？

ご安心ください。そんなことはありません。

骨盤は、生理と出産時ほど大きくはありませんが、**朝と夜にも小さく開閉しています**。夜になると自然と骨盤が開いて、体がゆるんでくる。それでリラックスして、眠気が訪れるわけです。反対に、朝になったら骨盤が閉じてくることで体が緊張し、活動モードになります。

だから、朝晩の開閉をうまく活用すれば、だれでも毎日すこしずつ骨盤の歪みやクセを整えていくことができます。

「背骨」と「骨盤」の歪みを正し心を整える「まくら体操」

体から心を整えるためには、「背骨」と「骨盤」にアプローチするのがとても大切。

そこでとっておきの方法が、「まくら体操セラピー」です。

それを実践するために、まずは「簡易バスタオルまくら」を準備していきましょう。

つくりかたは超簡単、バスタオルを3枚重ねて丸めるだけ！

3枚用意したバスタオルを、それぞれ3分の1の大きさ（フェイスタオルくらい）に畳んでください。まず1枚をくるくると丸めて、その上に次のバスタオルを重ねる。最後のバスタオルも重ねて巻いたら、ひもやゴムなどで縛る。これで完成です。

実際のレッスンでは専用のまくらを使っていますが、このバスタオルまくらでもじゅうぶん効果が期待できます。

まくら体操①「腰の体操」

まくらができたら、まずは「腰の体操」です。

1

まくらを差し込む

①仰向けに寝て、脚を閉じ、ヒザを立てて、おへその裏側あたりにまくらを差し込みます。

②まくらの**アーチの頂点**と重なるように、位置を調節しましょう。

2

下半身の体勢を調整

①ヒザの角度が**90度**くらいになるように、ヒザを立て、2本の脚が1本になるようにぴったりくっつけます。

②足裏はドンと地面をしっかり踏み込みます。

③両ヒザは紙1枚を挟んでいるイメージで軽く閉じましょう。

3

中心軸をつくる

体の中心軸をイメージして、力を集めていきます。

①まずはお尻のお肉をぜんぶまんなかに寄せるイメージで、お尻の穴をギュ－ッと締めます。

②内転筋《ないてんきん》（太ももの内側の筋肉）をグッと締めます。太ももの間に挟んだ紙を落とさない感じで、きゅっと力を入れるといいですね。

③下半身の力がすべて**体の内側**（中心軸）に集まる様子をイメージしてください。

4

上半身の体勢を調整

①胸を開き、肩や背中をできるだけ**床にぴったり**くっつけます。

②腕は体側に伸ばし、左右の小指と薬指がズズズッと床をはうようにして脚の方に伸ばします。肩甲骨も下に引き下げられる感覚です。

5

顔の位置

アゴをスッと天井方向へ引き上げましょう。

6

脚をふる

1～5のポジショニングがしっかり取れたら、腰幅くらいのふり幅で、脚をゆっくり左右にふりましょう。できるだけ腰がまくらから浮かないように注意です。

体操が終わったら、いきなり立ち上がるのではなく、横を向いて転がりながらまくらを抜いてください。

POINT

このとき、お腹の力が抜けたり、お尻や内転筋の力が抜けてしまうことがよくあります。足裏の位置が変わってヒザの角度が鋭角になっていく、というのもあるあるです。ときどきポジショニングを確認しながら、くり返しましょう。

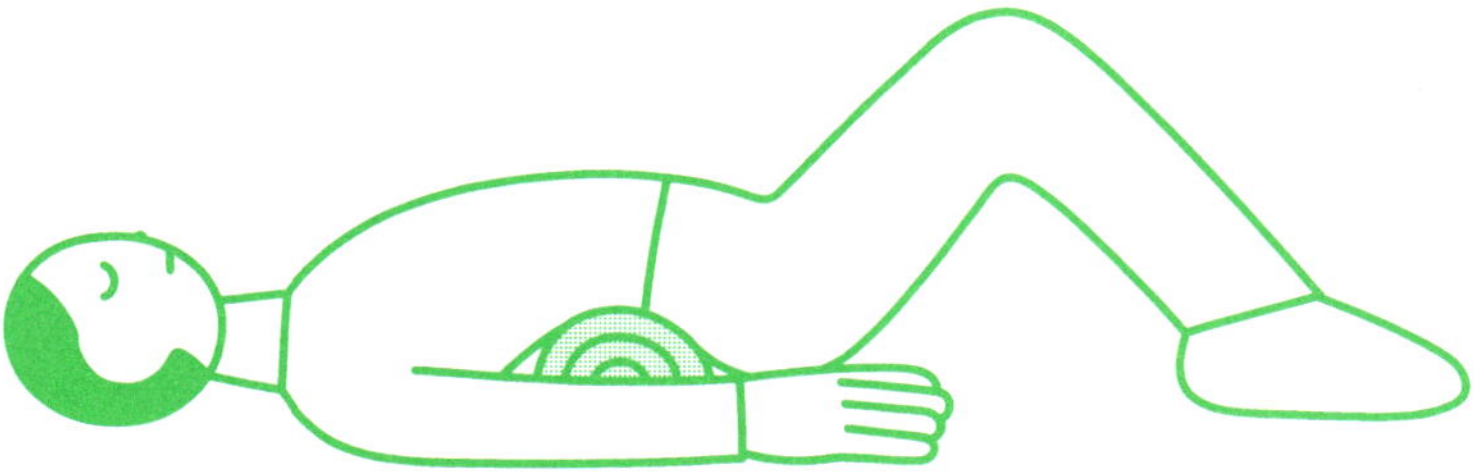

まくら体操②「首の体操」

つづいては、首の体操です。

1

まくらを差し込む

仰向けに寝て、**首の後ろ**にまくらを差し込みます。このとき、背中全体が床につくように意識しましょう。

2

体勢を整える

首の体操でも、まずは腰からポジショニングを決めていきます。脚の角度やお尻の締め方は、腰の体操のときとすべて一緒です。

①足首をぴったり合わせて、地面をドンと踏む。
②ヒザの角度は90度くらい、中心軸にギューッと力を集めます。
③下腹に力が入るように軽くアーチをつくります。
④胸を開くようにして、腕はまくらに添えましょう。このとき、肩がぺたっと床にくっついているのがベターです。

3

顔の位置

①まずはグッとアゴを引きます。二重顎になる感じです。
②まくらのアーチによって、**首の裏**が伸びます。
③骨盤と後頭骨で引っ張り合いっこするようなイメージで、グーッと背骨を伸ばしていきましょう。
④体はその状態をキープしたまま、**アゴの関節**（顎関節）だけをスッと天井に向けます。

4

頭をふる

ポジショニングが整ったら、軽く目を閉じて、コロンコロンと転がすように頭を左右にふっていきます。このとき、アゴの角度が変わらないようにするようにしてください。

体操が終わったら、横を向き、転がりながらまくらを抜いて、ゆっくり起き上がりましょう。

POINT

ときどきは上半身、下半身の力の入り具合をチェックしてくださいね。中心軸に力を集めた状態をキープしましょう。

まくら体操を初めてやってみると、ピリピリとしたしびれを感じたり、動きづらい感覚や痛みを感じることもあると思います。それは、いつもの体のバランスに偏りがあるから。体が「ここが歪んでいるよ」と教えてくれているんだと思って、痛みがある部分をよく感じてみてくださいね。

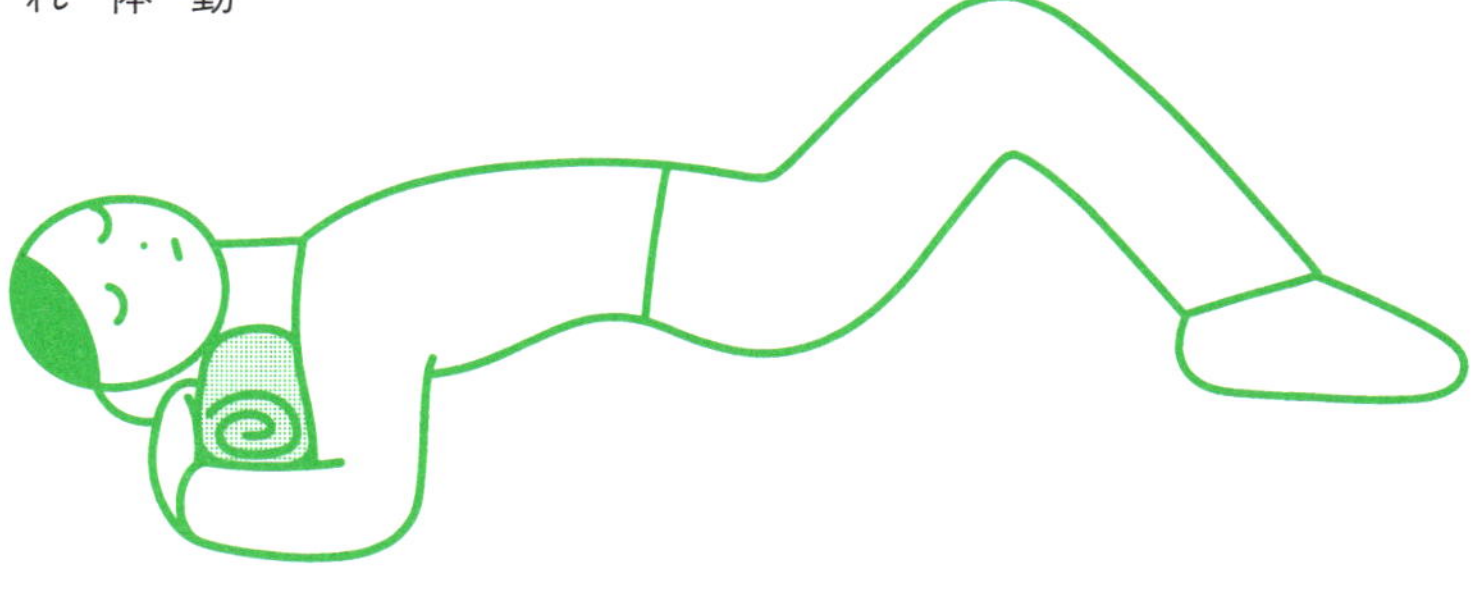

実践するとき注意したい「4つのポイント」

1 硬い床の上で

まくら体操は、ベッドの上など柔らかい場所ではなく、硬い床の上で行いましょう。床にヨガマットなどを敷いてもＯＫです。

2 おすすめは寝る前

まくら体操をやるのにおすすめのタイミングは、寝る前です。先ほどお話ししたとおり、夜は骨盤が開くタイミング。寝る前にまくら体操で骨盤をゆるめると、入眠しやすくなる効果も期待できます。

3 必ずセットで行う

まくら体操には腰の体操と首の体操の２つがありますが、必ずセットで行ってください。片方だけでは、効果が半減してしまいます。

ただし、メインは腰の体操です。たとえば15分まくら体操をする時間があったら、腰が13分、首が2分くらいのイメージで行いましょう。

できる方は、もっと長い時間やっていただいて大丈夫です。むしろ、やればやるほど効果的です。

4

できるだけ毎日つづける

体のクセはとにかく頑固です。1日体操をしても、次の日になればいつものクセで過ごして、すっかり元通りになってしまうもの。だから、できるだけ毎日クセをリセットするのが理想です。

それに、体は毎日変わっていますから、日ごとに微妙な変化を感じられるようになるでしょう。一気に長時間がんばろうとするよりも、ほんの数分でもいいので、毎日つづけてみてくださいね。

まくら体操で心と体が整った！
体験した方々の喜びの声

まくら体操はとてもシンプルですが、体の状態はもちろん、心の状態をよくしていくのに、とても効果のある方法です。

実際に、私もまくら体操の原型になる体操と出会ってから、いろいろな変化を体感しました。

まず花粉症や子宮筋腫、ひんぱんに起こるめまいや立ちくらみなどが改善。それだけでなく、便秘や低体温、肩コリ、首コリ、ぎっくり腰や尿漏れなども解消されていきました。そして、気づけば吹き出物の跡が残っていた肌もつるんとキレイに。産後崩れていた体形までスラッと変わったのです。

すると、この変化を見たママ友たちから「明らかにお尻の大きさが違う！」「何やってるの？」と質問攻めにあい、何人も整体の先生のところへ連れて行くことに。

そのうち先生から「あなたはもう自分で教えられるから、教室を開きなさい」と言われ、あれよあれよという間に起業し、今があります。

生徒さんにより効果を感じてもらうため、もっと整体の基礎を学ぼうと専門学校に通い、体に関していろんな勉強を始めました。そして、私が出会った体操に整体学を盛り込んで、自分で一生整えていけるメソッドとしてブラッシュアップ。シンプルに、誰にでもやりやすいよう改良したのが、いま私が教えている「まくら体操セラピー」です。

たくさんの生徒さんに教えるようになって、もう20年近くが経ちました。体はすごい、こんなに変われるんだという感動を、ひとりでも多くの人に味わってもらいたい。そんな一心でつづけてきました。

これまで関わってきた生徒さんのなかには、20代の人から70代の人まで、幅広い年齢の人がいらっしゃいました。運動経験がまったくない人もいましたし、お仕事と子育てでとにかく忙しくされている人、進行中の病気を抱えていらっしゃる人もいました。

でも、だれもがみんな、まくら体操を通して体が変わり、気づいたら心も変わっていった、という大変身を体験されています。

ここでは、そんな生徒さんの体験談をいくつかご紹介しましょう。

▼万年不調の人生が一変！——Aさん（50代）

小学生の頃から頭痛や肩コリ、便秘に悩まされていました。大学生の頃からは肥満になり、30代では毎年ぎっくり腰に。更年期には股関節痛、ヒザ痛、睡眠障害……。不調のオンパレードな人生でした。

もちろん、整体や指圧、鍼灸、ヨガなど手当たり次第に試していましたが、どれも一時しのぎ。いつも体のどこかが気になって余裕がなく、暗いオーラ全開で過ごしていたと思います。

まくら体操を始めてみたら、すぐに寝付きと寝起きが改善。それに感動して、毎日実践するうちに、洋服のサイズがＸＸＬからＭサイズへ変わっていました。**見た目だけでなく、人当たりや雰囲気まで軽やかになった**と周りの人に感嘆されています。今は、思わず鼻歌が出るほど気分爽快な毎日です。

▼子育てのイライラから脱出――Bさん（30代）

子どもがイヤイヤ期に突入し、イライラが募る毎日を過ごしていました。肩コリがひどく、常に疲れも感じていましたが、自分の体に目を向ける余裕なんてみじんもありませんでした。

「イライラは心の問題だ」と思って、アドラー心理学を学び始めてみたけれど、全然実践できずにますます落ち込む日々……。

まくら体操に出会ったのはそんなときでした。始めて2ヶ月ほどでまず肩コリが改善。その後も姿勢が良くなったり、アンダーバストが痩せたり、生理がスッキリ終わるようになるといった効果がありました。

なにより、体がよく動くようになったおかげか、家事や育児に追われながらも、自分の好きなことをする時間が取れるようになったのがうれしかったです。**時間の使い方がうまくなったことで、ご機嫌でいられる時間が増え**、子どもにも優しく接することができるようになりました。

▼健診数値が劇的に改善！——Cさん（50代）

歳を重ねるごとに、慢性的な頭痛、高脂血症、糖尿病、肥満など、体の不調が増えていました。サプリメントや健康食品をたくさん試したり、ヨガやストレッチ、炭水化物ダイエットなどに挑戦しても、なかなか改善はみられず、失敗の連続でした。

そんなときまくら体操に出会い、軽い気持ちで始めてみたら、3ヶ月ほどで頭痛やアレルギー性鼻炎がスッと改善。それだけではなく、LDLコレステロール値や空腹時血糖値、HbA1c（血液中の糖分の割合を示す値）などの数値が10年ぶりに正常値になったんです。

体重は2kgほどしか変化がありませんが、姿勢が良くなり、骨格が変わったことで、お洋服のサイズは2LからMサイズまでダウンしました。

家族にも職場の人にも、会う人会う人に「痩せたね」「キレイになったね」と言われ、とてもうれしいです。体が健康になると、心も健康になりますね。

このままパワフルな60代に突入できそうです。

▼心が軽くなりました――Dさん（40代）

「家族のことも実家のことも、仕事も、ぜんぶ私がやらなくちゃ」「子どものためにもいつも笑顔でいなければ」そう思ってひとりでがんばっていました。そんなムリがたたったのか、あるとき原因不明の全身の痛みに襲われ、1ヶ月間休職。完全に復帰するまで数ヶ月かかってしまいました。

「このままじゃさすがにマズい」と思い、セルフケアをあれこれ試して、まくら体操にたどり着きました。

まくら体操で体の不調が解消されたのはもちろんですが、自分の体をいたわることや、自分と向き合うことを教えていただいたと思っています。

これまでは妻として・母としての「理想」にとらわれていたんだと気づくことができ、気持ちが軽くなりました。今は、自分の気持ちをしっかり伝えられるようになったことで、家族との関係も改善し、毎日楽しく穏やかに過ごせています。

ここで、もう一度強くお伝えしておきたいのは、まくら体操は私やこの４人だけに特別効果があったわけではない、ということです。

他にも、３ヶ月で７kg痩せた人もいれば、うつ症状が良くなった人、毎日排便があるようになったと喜ぶ人、体力が回復し仕事復帰が叶った人、などなど……。

程度の差はありますが、年齢もライフスタイルもさまざまな人たちが、いつのまにか心がラクになっていた、という体験をされています。たくさんの人がいろいろな「ふしぎ現象」とも言える変化を体感されているのです。

シノゴノ言わずやってみる！
それが「しんどさ」解消の最短ルート

ダイエット法や美容法、健康法、仕事術や勉強法。どんなものでもそうですが、結局のところ、自分でやってみないことには、理屈も効果も自分との相性も、よくわからないものです。

とくに体に関することは、自分の体で体感してみないと、どこか疑いの気持ちがわくのがふつうだと思います。ここまで読んでくださったあなたも、まくら体操に対して「本当?」「これだけで?」と、疑問をお持ちになっているかもしれませんね。

私が最初にまくら体操の原型となる体操に出会ったとき、当時の先生からこう言われました。

「いちいさん、とにかくやってみてください」

頑固者だった私は、「理屈が知りたいのに、教えてくれないなんて、なんか怪しい……」といぶかしむばかりでした。

でも、今になってみれば、先生のおっしゃっていた意味がよくわかります。だれかから理屈を説明されたところで、わからないものはわからない。自分でやってみて初めて掴める感覚があるし、理解が腹落ちしていく。

実際、私は整体を学んでいくなかで「そういうことだったんだ！」とヒザを打つことが何度もありました。いまだに現在の整体の師匠である井本邦昭《いもとくにあき》先生の話を聞くと、新しい気づきや発見があって、「やっと理解できた！」と思うこともあります。

これは、茶道の世界にも似ているな、と感じます。私は、母も祖母も茶道の先生だったので、幼少期から茶道に親しんできました。

茶道には、唐の陸羽《りくう》が書いたとされる『茶経《ちゃきょう》』から、千利休の高弟《こうてい》（すぐれた弟子）、南坊宗啓《なんぼうそうけい》がまとめたとされる『南方録《なんぽうろく》』など、いろいろな書物が経典として残っています。ルールやしきたりだけでなく、茶道の考え方などが丁寧に解説されているのです。


だけど、そんな書をどれだけ読んでも「茶道が理解できる」ことはありえません。実際に茶室に入って、わからないなりにも自分でやってみて、くり返し割り稽古を積み重ねて、すこしずつ理解できることが増えていくものです。

しかも、やってもやっても究《きわ》められることはなく、人生をかけて学びつづけていくものでもあります。


私は、整体も茶道と同じく、そんな「道」なのではないか、と思っています。

だれかから理屈を説明してもらったり、本を読んでわかった気になっても、

結局自分でやってみて摑んでいく感覚に勝るものはありません。

そして、私もいまだに師匠の元で整体を学び（インプット）、レッスンで指導し（アウトプット）、その中での気づきや疑問を持ってまた学びに行っているように、どこまでいっても「やりきった！」という日は来ないいんだと思います。

「納得できないままだとモヤモヤする」
「絶対に効果があるって確証がないと……」
「時間を無駄にしたくないし」

私もそうだったので、そんな気持ちはとてもよくわかります。納得できていないと、がんばるモチベーションがつづかないし、なにより、効果があると確信できることだけやりたいですよね。

けれど、理解するまで話を聞きつづけたり、情報を集めつづけたとしても、あなたの欲求が満たされることはないでしょう。自分でやってみないことにはわからない感覚があるのです。

逆に言えば、「やってみれば、いつか必ずわかるときが来る！」とも言えます。

よくわからなくても、まずはやってみる。

行動した先にしか、変化はありません。「とりあえず体を動かしてみる」という精神こそ、変化や理解への確実で、最短の道なのではないでしょうか。

そしてこれは体づくりだけではなく、すべての学びや人生にも通じるものだと思っています。

整体はバキバキっと「やってもらう」ものじゃない

ここで少し、整体についての私の考え方をお話しさせてください。

私は、整体とは、なんらかの影響で弱ってしまった部位や、疲れて動きが悪くなった部位の本来の力を呼び起こすお手伝いをすることだと考えています。

では、「整体した体」とは何か？

それは、次の３つの条件を満たした体です。

①変化に対応できる体
②自然治癒力の高い体
③きちんと風邪が引ける体

そんな「整体した体」が手に入ると、次のような人になれるのです。

①どんな状況にも対応できる柔軟性がある
②傷ついても早く回復する
③不必要なものが入ってきても、自分で捨てられる

生きていると、日々嫌なことや思うようにならないこと、解決しなければならない問題にぶち当たります。

「はぁ、しんどい」と疲れてしまうことの連続です。

ですが、「整体した体」をキープできれば、どんな状況にもしなやかに対応し、心が傷つくようなことに遭遇しても立ち直りが早くなります。そして、いらない情報が入ってきても聞き流し、捨て去ることができるのです。

人生の荒波を乗り越えるために、私たちにはもともとそんな力が備わっている、とも言えます。

こんな話を聞くと、私の考える「整体」が整体院に行ってバキバキッと施術をしてもらう整体とは少しちがうものだとおわかりいただけるかと思います。
たとえば、整体院で施術してもらって調子が良くなっても、翌日にはすっかり元通りということがありますよね。それは、体に日常生活のクセがついているから。何十年も積もったクセの方が強くて、たった1回、数十分でリセットされたとしても、また戻ってしまいます。

だからこそ、毎日くり返しクセをリセットする方法をおすすめしているのです。「お家で」「自分で」整体ができるまくら体操なら、金銭的にも時間的にも、つづけやすい。痛みや不調の出ている箇所ごとに何種類もの動きでアプローチする必要もありません。

まくら体操は、**日々心と体をリセットする最強の「セルフケア」**なのです。

まくら体操の効果を高めるプラス習慣

そんなまくら体操の効果をもっと高めるために、プラスでできることをご紹介します。

私はもともと、自分の継続力がないことを棚に上げ、どうせやるなら最速で効率よく成果を得たい、という欲張りなタイプです。そんな私が実践してみて、「これはいい！」と確信したのが、次の3つの活動です。

1 水活《ミズカツ》

たんなる水分の摂取ではなく、「水循環」を重視した3ステップで行います。

①最初はどんな水でもいいから量を摂る（1・5〜2リットル）。

②入浴の際、ぬるめの温度からスタートして1度ずつ湯温を上げていく。余分な水分を排泄し、汗がかける体になれる効果があります。

③飲む水の質にこだわる。私は「還元水（アルカリイオン水）」が作れる浄水器

を使用しています。

2 就寝温活

寝るときに体を冷やさないようにする活動です。私は、シリコン製の湯たんぽを年中使用しています。

寒い冬はもちろん、暑い夏も梅雨時期も、エアコンに任せてエアーコントロールしてもらった部屋で、羽毛布団と湯たんぽでぬくぬく寝ています。

3 ゼロ活

「ちょっとマシなこと」「ちょっと体に良さそうなこと」ではなく、やるときは徹底的に。

特に食生活に関するケアは、ゼロか100が好き。ジャンクフードもスイーツバイキングも深酒もガッツリ楽しみたいからです。そのかわり、時にはカラダさんをお休みさせてあげられるよう、完全休業日の「食べない日」もつくっています。

これは情報に対しても同じ。情報にあふれすぎていると思ったら、思い切って一度すべての情報をシャットアウトする日をつくるのもおすすめです。

「カラダさんの声」はあなたの心の声

いろいろご説明してきましたが、まくら体操は「寝てまくらを腰や首の下に置き、脚や頭をフリフリするだけ」のシンプルなものです。

「簡単にできそうだからやってみようかな」

「まあ、寝てまくらを挟んでふるだけなら……」

それくらいの気軽な気持ちで、あまり難しく考えずにぜひトライしてみてください。

やり方だって、厳密じゃなくても大丈夫です。まくらを差し込む場所さえ間違えなければ、ただまくらの上に乗っているだけでも、背骨と背骨の間にすき間ができて自律神経にアプローチでき、効果があります。

私の元へ来てくださっている生徒さんたちも、みんな最初はそうでした。始めたばかりの頃は、みんな少し疑心暗鬼な表情で、見よう見まねで脚をフリフリしています。けれど、だんだん効果を感じるようになり、「これってすごいかも!?」とまくら体操にハマって、どんどん体のケアに夢中になっていきます。

日々体操をつづけていくと、あるとき自分の体が「わかる」ようになります。それは「カラダさんの声が聞こえるようになる」と言ってもいいし、「体に対する感度が高くなる」と言いかえてもいいでしょう。

たとえば、「ここが変わってきた!」と敏感にわかるようになって、「ということはここが硬くなっているんだろうな」と推測できたり。ケアをしてみたあとの心地良さや目覚めの良さを感じ取れるようになったり。

そうなると、環境や季節の変化があってもカラダさんたちが求めていることに応えられるようになり、うまく波に乗ることができます。

カラダさんは自分の所有物ではなく、一緒に人生を歩んでいくパートナーです。常にあなたを支えてくれる腹心の部下のような存在かもしれません。

お互いが歩み寄る関係性を築くことができれば、やりたいことをやりたいときにでき、行きたいときに行きたいところへ行けるようになるのです。

あなた自身の欲望を満たすために、カラダさんだけに負担を強いて、カラダさんを犠牲にしていれば、その関係性がいずれ壊れてしまうことは明らか。

いつまでも最良のパートナーでいつづけるために、時には自分のエゴを少し我慢して、カラダさんを喜ばせてあげることを考えてあげてほしいと思います。

そうすれば、あなたのことが大好きなカラダさんはあなたの思いを裏切らず、きっと応えてくれるはずです。

くり返しになりますが、体が持っている本来の力が発揮されれば、「しんどさ」にふり回されず、ラクに、元気に過ごしていくのは簡単です。


いくつも病院に通って大変なのに、不調はなくならない。

なんだか体がだるくて、やる気が出ない。

もう何をしたらいいかわからない……。

そんなふうに迷走する前に、まずは自分の体に目を向けてみましょう。自分の体の状態を感じ取れるようになったら、体の力でどんどん人生は変わっていくはずです。

第4章

どんな変化にも、しんどくならない自分でいるために

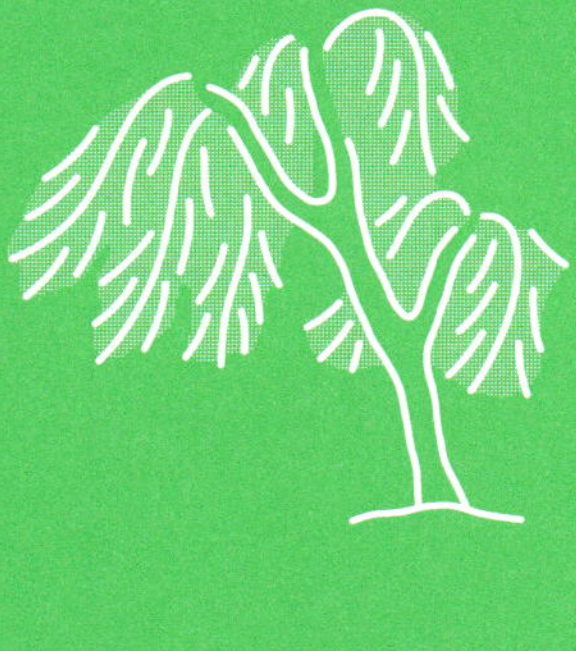

めまぐるしい時代を生きやすくする「柔軟性」とは

私たちの人生は、つねに変化の連続です。体を整えれば、そんな変化の荒波に飲み込まれることなく、自分の船をこぎ進めていけるようになります。まずは、いくつかの視点から、どんな変化が私たちの身に起きているのかを見ていきましょう。

人生を俯瞰して見てみると、私たちはいくつもの「時代」を生きます。当たり前ですが、時代は変わりつづけます。今は、とくにめまぐるしく時代が変わっている最中ですよね。

たとえば、携帯電話・スマートフォンは、とんでもないスピードで私たちの日常に欠かせない生活必需品へと駆け上がっていったアイテム。それに伴って、情報伝達のスピードも爆上がりです。

新型コロナウイルス感染症が流行し、テレワークが急速に広まったように、予期せぬ出来事が私たちの生活をガラッと一変させることもありますよね。私も、コロナ禍でオンラインレッスンを取り入れ、生徒さんとのコミュニケーションに大きな変化がありました。

それから、自然環境もどんどん変わっていますよね。昔は「気温30度」の予報を見て「今日は暑くなりそうだな」と思っていたのに、今では36度、37度といった気温も珍しいものじゃなくなりました。日本全体が亜熱帯気候のようだと感じます。

昔は「エアコンの風は体に悪い」「電気代がかかる」とエアコンを避ける人

も多かったように思いますが、今の気候で冷房を我慢するのはかなり危険です。自宅で熱中症になって重症化する人もいます。

私の教室でも、春先から秋までと、かなり長い期間エアコンを使うケアをおすすめしています。

以前、「私はナチュラリストです。エアコンは自然ではないから使いません」という方がいらっしゃいました。その方の主義なので私からはなにも言いませんでしたが、体の状態を見ると、肋骨が硬直して十分に呼吸が入らない様子でした。

その様子はまるで、太ってしまったのに、痩せていた頃に着ていたシャツを無理やり着ているかのようでした。ボタンが弾けそうになりながら、窮屈そうに我慢させられて息苦しそうなカラダさん……。

エアコンがない時代とは全く違う環境になっている今、いったい何が自然なの？

そう思わずにはいられませんでした。

年齢を重ねていくと、新しいものを見ても「大変そう」「難しそう」と避けるようになったり、「昔は良かった」と過去を懐かしむ気持ちが強くなるものです。その気持ちは私もとてもよくわかりますし、実際に、過去の知識や経験がものを言う場面もあると思います。

ですが、自分の主義や過去の経験値に固執し、変化を異常なまでに嫌って不安がるのは、年齢だけのせいではありません。

これまでたくさんの方の体を診てきて私が言えることは、**「体が硬直している人は思考もカタイ」**ということです。

70代の方でも、初めてのことに対して「なんでもやってみよう！」とすぐ動ける方は、体も心も柔らかく温かくしなやかですし、人に対する気遣いも素晴らしい。

反対に20代の方でも、自分の主義主張と少しでも違う人はアンチし、考えるばかりで動けない人もいます。そんな人の体は非常に硬く冷たく、老人のようです。

変化のスピードが速い時代に生まれた巡り合わせだととらえて、年齢に関係なく、体と心の柔軟性を持つこと。それが、自分らしさを見失わず人生を楽しみつづけるための秘訣です。

「変われる素質」はみんな持ってる

社会の変化につづいて、私たちの人生におけるライフステージの変化について考えてみましょう。

人生最初の大きなライフステージの変化といえば、受験や進学でしょう。その後、就職してひとり暮らしをしたり、上京したり。この頃になると、ほとんどの人が生活環境の大変化を経験します。

それ以降は、人によっていろいろな道へと枝分かれしていくことになります。

結婚するのか、しないのか。

子どもを持つのか、持たないのか。

仕事をつづけるのか、つづけないのか。

転職するのか、しないのか。

あるいはどこに住むか、子どもの教育はどうするか、といったことも大事な選択です。

いろんな選択と変化が、次々に起こっていくでしょう。


とくに女性は、そんな選択が色濃く人生に反映され、**役割が変わったり、役割が増えたりする**ことが多いですよね。

結婚して妻になり、義父母と同居したら嫁にもなって、子どもが生まれたら母にもなって……、といったように。

仕事をしている場合は、それに伴って働き方が変わることもよくあります。

産休・育休を取ったり、子どもが幼い間は時短勤務をしたり、パートナーの転勤があったり。

もちろん結婚や出産をしなくても、働きつづけていると、異動があったり、チームを持ったり、責任ある立場を任されたりといった、いろいろな役割の変化があるはずです。

それから、昔に比べて健康寿命が延びているので、妻や母としての人生を終えた後に、再び自由な個人として生きる時間もたくさん残されているように思います。第二、第三の人生を歩む人も珍しくなくなっていくかもしれませんね。

私自身、これまでたくさんのライフステージの変化を経験してきました。30代は慣れない子育てに一生懸命になりながら、母の死を経験し、整体の仕事を始めた時期。40代ではさらに仕事に邁進し、家事や育児とのバランスに悩む日々を過ごしました。50代になって子育ても落ち着いて、仕事に脂が乗ってきたと同時に、離婚と再婚を経験。故郷の神戸から父を関東へ呼び寄せて、介護も始まっています。

ふり返ってみると怒濤の人生でしたが、今は、こんなあれこれが一巡して落ち着く時期が「還暦」なんだろうか、としみじみ思っています。

私は、女性はとくに立場が変容しやすく、変化の多い人生を送る人がほとんどだと思っています。**だからこそ、変化に対応するのが得意な人も多いのだ、**と。

今は時代の移り変わりが速くなっていますから、これからはそんな女性たちの力がより一層発揮されるはず、とワクワクしているのです。

「若さ」だけが美しさの指標なの？

次は、もうすこしクローズアップして、自分自身にピントを合わせてみましょう。私たちの体の変化についてです。

いちばんに思いつく体の変化といえば「老い」だと思います。

一緒に活動をしていた医師の川嶋朗《かわしまあきら》先生は、私も同席した講演のなかで**「私たちは生まれたときから余命宣告されているようなもの」**とおっしゃっていました。そのとおり、私たちは1日1日、人生を終える日に向かって老いていっています。

たとえば、30代前半くらいまでは症状が出たかどうかで体の調子を判断しますよね。頭痛がすれば調子が悪い。熱が出たら体を休める。そして、そんな症状も、薬を飲んだり、生活習慣を整えたりすれば、簡単に治まるものです。

でも、30代後半になると、体力の衰えや、疲れがなかなか回復しない感覚など、もっと根本的な体の変化を肌で感じるようになります。踏ん張りがきかなくなる、と言ってもいいですね。

さらに、40代も後半に入ると、今までに感じたことのない不調が現れるようになります。眠りが浅くなってゆっくり休めなくなったり、節々の痛みが慢性化したり……。病院にかかって薬を飲んでも、生活習慣を正しても、なかなか改善されない不調も出てくるはずです。

だんだんと、病院通いや薬の常飲が当たり前になっていく。もっと歳を重ねていくと、耳が遠い、目が見えない、歩けないといった、外からも見える「老い」が出てくるかもしれません。

生活習慣を改善したり、運動習慣をつけたり、健康寿命を延ばすためにできることはたくさんあります。もちろんその効果もあると思います。けれど、老いることそれ自体は、一生止められないものです。

「あなたは毎日老いています」

多くの人は、この言葉をかなり悲しいこととして受け止めます。あるいは、嫌な気持ちになったり、反発心を抱いた人もいるかもしれません。「老けたくない！」「私はまだ若いから！」と。

とくに更年期と言われる世代に入ったばかりの40代の方は、いちばん受け入れにくい時期かもしれません。

自分では「もうおばさんだから」と言っているのに、人から言われると「おばさんじゃない！」と激昂する人もいますよね。今の更年期世代は、昔と比べると本当に若く元気ですから、当たり前かもですね。

そうなってしまう理由のひとつに、「老いること」が絶対悪のように語られていることがあると思います。日本では「可愛い」を大人の女性にも褒め言葉として使うことがあるように、若い見た目ばかりがもてはやされる傾向が強いのも、「老い」がアンチされる一因ではないでしょうか。

そうなると、自分たちでも「老い＝悪」という感覚に陥っていきます。20代の後半の女性たちですら、「もう若くないから」と年齢を気にし始めますから。

とくに美容市場では、もう何十年も前から「アンチエイジング」が主流です。テレビＣＭや雑誌、電車の中吊り広告、ドラッグストアなどでは、「シミやたるみは老け見えの原因！」「これでシワが改善します！」といった宣伝文句に山ほど出くわしますよね。

そうやって「いつまでも若く見られたい」と願う気持ちは理解できるのですが、「若さ」だけが美しさの指標なんでしょうか？

私は、「アンチエイジング」つまり「老化にあらがう」という考え方には違和感を覚えます。

だって、生きものとしてエイジングしていくことは当たり前のことだから。虫も鳥も動物たちも、どんな生きものも日々老化し、いつかは死を迎える。それが自然の摂理です。

それにあらがうのは、不自然なことではないでしょうか？

私は、「アンチ・エイジング」ではなく、**「アクセプト・エイジング」**のマインドで、歳を重ねていきたいと思っています。自分の老いを受け入れて（アクセプト）、その時々の良さや強さを磨いていく。そんな姿勢こそ、「美しさ」を生み、人としての魅力になるのだと思うのです。

女性ホルモンを無駄づかいしない生き方

女性にとってはもうひとつ、とても重要な体の変化があります。それは、「女性ホルモン」の変化です。女性の人生は、ホルモンの大きな波にさらされつづける人生と言っても過言ではありません。

でもね、扱いようによっては、女性の体の機能を活かしつつ、キレイ・健康をつくり続けることは余裕で叶います。

まず、初潮を迎え、生理が始まると、ひと月のなかでホルモンのアップダウンがはじまります。人によっては、生理痛があったり、気持ちが不安定になったり。体調にもメンタルにも大きな影響を及ぼします。

女性の生涯における女性ホルモンの変化

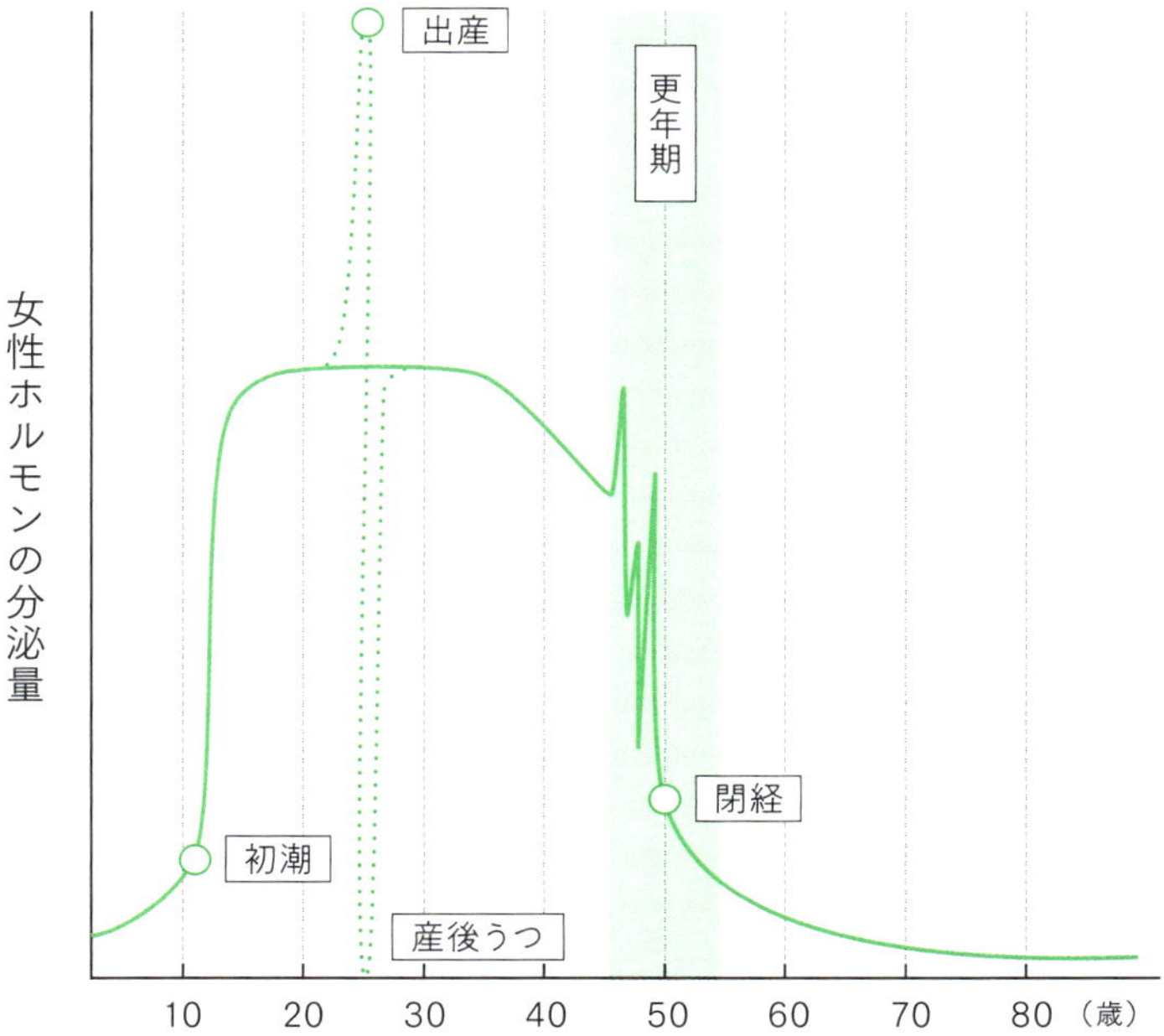

スポーツ庁の調査によると、女子中高生の約7割が生理痛の悩みを持っているようです。生理痛はあるのが普通と思われているかもしれませんが、実は、生理痛が起きるのは不自然なこと。整体では、骨盤の開閉がスムーズにいかないときに生理痛が生じるととらえます。実際、まくら体操で体を整えていくと、生理痛とは無縁でいられるようになっていきます。

そして、20歳頃に女性ホルモンはピークを迎え、それが30代半ばくらいまでつづきます。

そのなかで、妊娠や出産を経験すると、さらに大きな体の変化が訪れます。

生理は、出産と同じく、骨盤が開閉して起こる現象。たとえるなら「プチ出産」です。そして産後は、骨盤の状態や骨盤内の臓器の状態が出産前とは大きく変わり、疲れやすくもあるので、回復にかなり時間がかかります。それから、女性ホルモン（エストロゲン）が大きく減少するので、マタニティーブルーや産後うつといった症状が現れることも多い、とふつうは言われています。

こんなネガティブな話だけ聞くと、不安になりますよね。生理も妊娠も出産も望まない人が増えて当然です。

しかし！　生理も出産も体にとっては大切な「排泄」のひとつ。女性にしかないこの機能は、神様からのプレゼントとも言えます。

ただ、大きな排泄なので、その前後のお手入れが重要。産前から骨盤がしなやかに動く体ができていると、出産もラク、出てきたベビーも丈夫でご機嫌なので子育てがラクと、良いことづくしです。

30代後半からは、徐々に女性ホルモンの分泌量が減りはじめます。40代の後半にさしかかると、さらに急激に分泌量が減少し、いわゆる更年期に突入します。

更年期とは、閉経の前後10年間を指す言葉。だから、更年期のスタートは自分ではっきりとわからないものなんですね。最初は「更年期なのか、単に体の不調や疲れが出ているだけなのか、どっちなんだろう?」と戸惑いながら向き合っていくことになるでしょう。

そして、閉経した後になって初めて、「これまでの5年間は更年期に入っていたんだ」とわかります。これが更年期前期です。

更年期の症状としては、次のようなものがあります。

「ホットフラッシュ」と呼ばれるほてりやのぼせ、頭痛、関節痛や手指のこわばり。不眠になったり、イライラしやすくなったり、うつ状態になるといった心の症状が出ることも。シミやシワが増えたり、薄毛や尿漏れに悩まされる人もいます。

とくに、閉経する前後2年間は、多くの人にとって更年期の症状が現れやすい時期とされます。

更年期は、思春期同様、ホルモンバランスが乱れるので、メンタルも不安定になります。閉経時の年齢や、更年期症状が現れる期間も十人十色。

女性にとって重要な機能の一部がなくなるわけですから、それは一大イベントです。**ゆらぎがあって当たり前**なのです。

そしてこの時期が、骨盤の調整をする一番いい時期だと生徒さんたちにいつもお話しししています。なぜなら、骨盤の動きがまだあるけれど、大きく動きすぎる出産や定期的な生理などがなくなるので、きちんと整えられれば、動きが狂いにくく、しっかり効果が出るからです。

ですから、**更年期は骨盤を整えるには「ゴールデンエイジ」**。セルフケアにもってこいの年代です。

閉経以降は、女性ホルモンのアップダウンに体や心を揺さぶられなくなります。私はこの時期を「開放期」と呼んでいます。

たくさんの不調に見舞われる更年期を大嵐だとしたら、閉経後は嵐が去った後の凪《な》いだ海。落ち着いていろんなことに取り組めたり、安定して結果が出てきたりする時期です。

一方、女性ホルモンの働きによってキープされてきた機能が衰え、骨粗しょう症や乳がんなど、いろんな病気のリスクが高まってしまうというネガティブな変化もあります。

この頃のセルフケアは、一発逆転ホームランを狙うようなものではなく、コツコツと現状維持を目指してみてください。すると、自然と加齢に相反するような状態が得られます。

周りから「いつもキレイね」「年齢より若く見える」と言われることが起きてきたり。今の自分に自信が持てて、歳を重ねることにも不安がなくなりますよ。

ここまで、標準的な女性ホルモンの変化と、それに伴う体の変化をご説明しました。ホルモンの変化自体はだれにとっても避けられないものです。そして、自分の力ではコントロールできないことでもあります。

つまり、私たちはただ、ホルモンの変化を受け入れていくしかありません。

こう言うと、女性ホルモンやそれに伴う生理などを、わずらわしいものだと思ってしまう人もいますが、私はむしろ、女性だけの「特別な力」だと思っています。

生理は骨盤のズレを整えるチャンスにもなりますし、妊娠や出産も女性にしかできない尊い役割ですから。ホルモンによるいろいろな影響は、自分の体を知るバロメーターにもなってくれるはずです。

それに、こんなに変化があるのに、女性たちは生きているのです。それぞれの年齢で変化の荒波にさらされながらも、自分を保って生きている。それってすごいことです。

そう思うと、**女性は変化に対応できる体を持っている**、と言えるのではないでしょうか。

人生を通してたびたび訪れるホルモン変化の波。そんな波を疎ましく思うのではなく、自分の体と対話する良い機会だとポジティブに受け止めてほしいと思っています。

「ワクワク」「ドキドキ」は人生を楽しむ最高のスパイス

時代の変化、ライフステージの変化、体の変化。私たちの人生では、これだけたくさんの変化が起こりつづけます。そして、そういう変化のほとんどは自分ではどうにもコントロールできないもの。どれだけ今の状態をキープしたいと思っても、そのための努力をしても、変化は否応なく訪れます。

そんな変化に「対応できるか」というのは、私たちの人生を大きく左右します。

もしも、変化に対応できない人だったら。

自分の思い込みが強かったり、新しい知識を知らないせいで、健康を損ねるリスクが高まったり、不便な生活を強いられるかもしれません。

環境の変化に対しては、じっと耐え忍ぶ道もあるかもしれませんが、それは「しんどい」時間が長くつづくことを意味しますよね。いつかポキッと心が折れてしまう危険性もあります。

あるいは、体は変化しているのに、それを無視してずっと若い元気な頃の気分で無茶をつづけて、大病を患ってしまう人も見てきました。

逆に、変化に対応できる人は、変化を恐れることがありません。どんな変化が起きても、動揺しないで受け止められる。むしろ、変化に対処して、新しい自分になれることを楽しむ余裕さえ持っています。

ある生徒さんが、私のレッスンを受けるようになってすぐの頃、こんなメッセージをくださいました。

「Ｆａｃｅｂｏｏｋにはまだ慣れませんが、大人になって新しいことに挑戦するのってワクワクドキドキ、楽しいですね」

私のレッスンコミュニティは、Ｆａｃｅｂｏｏｋを使って運営しています。当時60代だった彼女は、ＳＮＳには触れたことがなかったそう。新しいツールを学び、新しいコミュニティに飛び込むことは、きっと大きな変化だったろうと想像しますが、それでも彼女はこんなにも前向きなメッセージをくださったのです。

まさに、人生の変化を楽しみ、進化しつづけている方なんだと尊敬の念を覚えました。

どうしたら、そんなふうに変化に対応できる人になれるのか？

必要なのは、恐れず一歩踏み出す勇気だけ、なのかもしれません。

私たちは、この世に生を受けた瞬間から変化しつづける存在です。

卵子と精子が融合し、お母さんのお腹の中で成長し生まれてくる。そして、死を迎えるそのときまで、ずっと成長しつづけているのです。つまり、「生きる」とは、変化しつづけることだ、と言ってもいいでしょう。

生きていく中で年齢を重ねる、季節が変わる、仕事が変わる、ライフスタイルが変わる。そうした外的な変化にあらがうのではなく、それに合わせて内面を変化させていくことが、成長するということです。

アンチエイジングではなく、アクセプトエイジング。

その変化を楽しめるように生活を整えること自体が、その人の生き方になり、深みとなり、魅力につながるはずです。

何を食べるか、どう時間を使うのか、どんな人と付き合うのか。何を選択するのかが全て、その人をつくります。

ひとりでも多くの方が、自分を整えることで、変化をしていくことを恐れず、それを楽しむ人生を送っていくことができますように。

そうすれば、社会全体も一人ひとりの個性を尊重し、時代の変化に対応できる、素晴らしいものになるにちがいないと私は信じています。

体との対話が「自分軸」をつくる

慌ただしく、やらねばならないことに追われる日々。「しんどいな」と気が重くなることもありますよね。

仕事に明け暮れ、たくさんの人に気を遣いながら「なんでこんなにがんばってるんだっけ？」と思ったり。

ふとしたときに「私の将来、どうなるんだろう？」と憂うつになったり。

自分の本音も、やりたいことも、好きなことも、なんだかよくわからなくなってしまう。そして、漠然とした不安や焦り、迷いに襲われる。

そんなときこそ、私は、「体を整えること」をおすすめします。

骨盤と背骨を中心に骨格を整えていくと、ある日、ふと気がつくことがあります。

「あれ？　なんだか体がしっかりした感じがする！」

実際、私のレッスンを受けてくださっている生徒さんはこんなことをおっしゃっていました。

「自分の人生、こんなはずじゃなかったと思いながらも、周囲の目や家族のことが気になって、新しい1歩が踏み出せないでいました。それどころか、何をやっていいのか、何がやりたいのかもわからない。鏡を見れば、顔にはいつの間にかシミやシワが増え、体はどこから見ても、おばさん体型……。心の中は、そんな不満や不安、失望や諦めが入り混じった状態で、いつもイライラしていました。

そんな状態だったのに、自分の体を整えだしたら、いつの間にか心の波が収まって、頭もすっきりした感じがします。」

同じような感覚を覚える方は他にもたくさんいて、何を隠そう、私自身もそのひとりです。

なんとなく体がふわふわと所在ないような、どう扱っていいのかわからない気がして、そのせいか心も落ち着かなかったのに。

体を整えていくと、だんだん、体の中に1本の軸ができてきたように感じ始めるのです。

「体の中に軸ができる」というと、少しわかりにくいかもしれませんね。

スポーツなどの場面で、よく「体幹」という言葉を使いますが、それと同じイメージです。

たとえば、体幹がしっかりしたサッカー選手は、どんな体勢からでもシュートを打ちます。上半身はほとんどぶれないままで、相手を左右にかわしながらボールを操ります。

日本の「武道」と呼ばれる弓道、剣道、合気道などでも同じく体幹が重視されます。下腹に力が集まり、中心軸はぶれないのに、他のどこにも力がなく、しなやかに動ける体。

それはまさに、**風にゆらゆらと揺れながらも、なかなか折れない柳の木**のよう。柳の木は根が深く、地下のものすごい範囲まで広がっているといいます。

しっかり根を張って軸があるから、強風もしなやかに受け流し、ポキっと折れることもない。

日々体を整えて、柳のような体になってくると、不思議なことに心の動きもしなやかになっていきます。

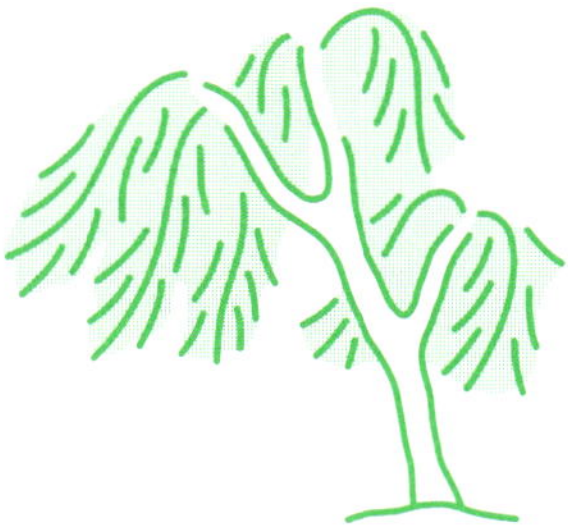

昔から「心と体はつながっている」と言われますが、まさにそのとおり。
なぜなら、せわしない日常のなかで、自分の体を整え見つめる時間は、**自分の心を見失わないためのアンカー**になってくれるから。

今の自分はどんな状態なのか。
今の自分はなにを感じているのか。
今の自分は、なにを必要としているのか。

心を見つめて答えは出なくても、体を見つめ、じっくり向き合う時間を積み重ねると、だんだん自分の感情に気づけるようになります。自分の本音を受け止められるようになるのです。

そうやって、自分自身の体に向き合い、自分の本当の気持ちを大切にできるようになったら、いつの間にか「自分軸」がつくられていきます。

「自分軸」とは、「自分がどうしたいか」という絶対の判断基準。それがあれば、周りの人や世間の声に流されることなく、それでいてさまざまな変化に頑なにならず、強くしなやかに生きていけるようになるのです。

第5章

体が整えば、人間関係のしんどさも手放せる

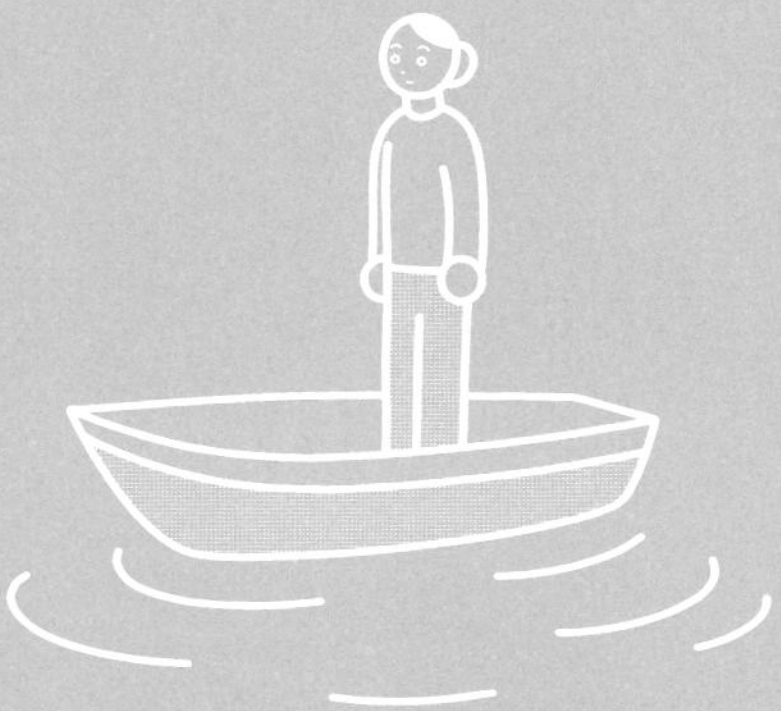

あなたにとっての「本当の幸せ」はどこにある？

自分軸ができ、変化にしなやかに対応できるようになる。そんなふうに自分の心が変わっていくことは、周りの人との関係性にも影響を及ぼしていくでしょう。たとえば、自己主張がはっきりとできるようになったり、コミュニケーションの取り方が変わったり、他人を尊重できるようになったり。

つまり、体のセルフケアをしていくことは、巡り巡って、他者との関わり方にまで変化をもたらしていくのです。

この最終章では、そんな「人との関わり方」や「人間関係」をテーマにお話ししていきたいと思います。

佰食屋《ひゃくしょくや》という飲食店をご存知でしょうか?

「1日に100食しか販売しない」と決めて運営されている飲食店で、それに伴ういろいろな働き方改革が注目を集めたお店です。

100食限定ということは、売り上げにも上限が出てしまうということ。つまり、一般の飲食店で目標とされる売り上げ増や店舗拡大といったことは目指していないんです。

そのかわり、早く売り切れたら、早く帰れるようにすることで、従業員のがんばりに応えるスタイルをとっているといいます。実際、佰食屋では遅くとも15時には最後のお客さんが帰り、17時頃には従業員が帰宅を始めるのが当たり前の光景だそう。

その背景には、経営者の中村朱美《なかむらあけみ》さんの「仕事だけが人生じゃない」「自分にとって働きたい会社の条件は、毎日、家族みんなで揃って晩ごはんを食べられること」という信念があります。

この佰食屋の取り組みを知ったことは、私にとって大きなターニングポイントとなりました。

当時、私はちょうど整体の仕事が軌道に乗り始めた時期でした。

生徒のみなさんに求めてもらえることがうれしい。みなさんの期待に応えたい。まくら体操や、そのコミュニティが広がっていくのが楽しい。売り上げが大きくなり、事業成功の道を登り詰めていく快感もありました。

その一方で、私はまた自分を見失っていたのです。

寝る間もないほど働き詰めの毎日。心身共に疲労困憊の状態で、「どこまでこの生活をつづけるんだろう?」「私はなんのためにこの仕事をしてるんだっけ?」という迷いや不安が生まれていました。

もともとは、自分がやりたくて始めた整体の仕事だったはずなのに、いつの間にか、生徒さんからの評価や事業の規模、売り上げといった外部のモノサシ

（他人軸）で自分を測るクセがついてしまっていたのです。

そんなときに、自分たちにとっての「本当の幸せ」に目を向けている佰食屋の存在を知って、感銘を受けました。常識や周囲の声に惑わされず、自分軸をたしかに持っている方たちだ、と。

今の社会では、「お金を稼いでいること」や「賢いこと」「一流企業の肩書きがあること」「容姿が美しいこと」などが「価値がある」ことだとされていますよね。

それを手にした人はみんなから賞賛されるし、多くの人が自分もそんな「成功」を摑みたいと思っているはずです。

けれど、それってぜんぶ「他人軸」なんです。お金を追い求めるのも、美しさを追求するのも、だれかからの評価を欲しがっているということ。

それで、本当に「自分の」心が満たされるんでしょうか？

しかも、どれだけお金持ちになっても、世界にはもっと上のお金持ちがいます。どれだけ美しくなっても、もっとキレイな人はごまんといるはず。ということは、どこまでいってもレースの「終わり」はありません。一度レースに参加したら、ムリをしてでもずっと、競争しつづけることになるわけです。

同時にこれは、常に「負けたらどうしよう」「これを失ったらどうしよう」といった不安がつきまとうことも意味します。

そのうち、かつての私のように「なんのためにこんなにがんばってるんだっけ？」という迷いや、底なしの疲れにぶち当たることもあるでしょう。

他人軸で生きることは、言いかえれば「自分にとっての幸せ」を見失っている状態です。だからずっと不安で、ずっとがんばりつづけなくちゃいけない。

ずっと「しんどい」状態がつづく、と言ってもかまいません。

逆に言えば、本当の意味で「しんどさ」から解放されて、心からの幸せをつかむには、「自分軸」を持ち、それに従って生きることが必要不可欠なんです。


体はとても正直です。


他人の目や世間の声など一切気にせず、「今の自分に必要なこと」を訴えかけてきてくれます。だからこそ、体に向き合い、体を見つめることが「自分にとって」という軸をつくっていくことにつながるのです。

そうして浮かび上がるのは、佰食屋のように「家族揃って晩ごはんを食べたい」という願いかもしれませんし、私のように「数字に表れない幸せがある」という気づきかもしれません。

ぜひみなさんも、体の声に耳を傾けて、すこしずつ「自分軸」をたしかめていってほしいと思います。

パートナーとの関係がラクになる「3フリ」の秘訣

人間関係というと、いちばん身近な家族との関係に悩む方も多いのではないでしょうか。

一緒に住んでいても会話がない。

やってほしいことを言えない。

ひとりでがんばりすぎてしまう。

そんなときも、まず体から。体のちがいから人間関係に向き合うと、とってもラクになります。

たとえば、骨格や筋力からいえば、男性のほうが圧倒的に強い。でも、精神的には女性のほうが強い部分もあると感じます。女性は骨盤の中に子宮を持ち、子どもを産み育てる機能を持っていますから、肝っ玉かーさん的な強さがDNAとして備わっているのかもしれません。

生き方や性格はそれぞれの自由であり個性ですが、このように体の機能としてちがいがあるのは事実です。であれば、それを前提として人間関係をつくるほうが自然ではないでしょうか。

女性の体に関わる仕事を20年ほどつづけてきて私が思うことは、男性と女性には生まれながらに歴然としたちがいがあり、それぞれにしかできない役割があるということです。

言葉にすると当たり前のことなのですが、現代人は男女ともにそれを忘れている人が多いような気がします。

もちろん、昔のように女性が社会的に認められず、男性の付属品として扱われていたような時代に逆行したいとは微塵《みじん》も思いません。

ただ、互いにそのちがいを自覚することで、もっと自由な**「お互いさま」**という優しい関係性が育めるのではないかと思うのです。相手がやって当然、というような決めつけにとらわれない、ラクな関係性が生まれてくるような気がしています。

そこで、私がパートナーに対してついがんばりすぎてしまう方におすすめしているのは、無理しそうになったら、「3つのフリ」で自分にラクさせてあげる作戦です。

私が新入社員の頃、4つ上にすごく仕事ができる女性の先輩がいました。その方は結婚されていたのですが、毎日残業するし、出張には行くし。それでも楽しそうに働いていていました。

給与も待遇も男女差がない会社で、がんばって肩肘張って働いているような雰囲気の女性が多い中、彼女だけはとてもしなやかに見えたものです。

あるとき、私たち新入社員の女性メンバーで彼女に質問してみました。

「どうして先輩はいつもそんなに楽しそうに仕事をしているんですか？　お家のこととか、ご主人は何も言わないんですか？」

その頃の私たちは、仕事が忙しすぎて付き合っている彼氏との時間が取れない、もう別れそうだ、と愚痴を言い合っていたからです。

すると彼女は、こう答えたんです。

「できないふり、知らないふり、届かないふり。旦那さんには、これかな。」

私たちは思わず笑ってしまいました。

できる人はこうやって可愛らしく、うまく生き抜いているんだと感心したものです。
更年期を過ぎた世代には少し可愛らしすぎる作戦なので、私はこんなふうにアレンジして先輩からの教えを活用しています。

「見えないフリ、聞こえないフリ、ボケたフリ」

しんどいときは、他の人にお願いして休む。重いものは体力のある人に運んでもらう。歳をとって老眼が進んできたら、スマホで入力するものは若い娘に甘える。アイロンがけがうまくできないので得意な夫に任せる。

体力差、性別差、個体差、年齢差。
無理しそうになったら、そんな「体のちがい」を受け止めて、3つのフリをちょっとだけ演じて周りの人に頼ってみてください。

「お互いさま」と言い合える互助会制度が発動するようなパートナーシップを築くことができれば、夫婦関係も、親子関係も職場関係も全て、まあるく収まるのではないでしょうか。

がんばりすぎて「しんどいなぁ」とつぶやく前に、少し肩の力を抜いて、たまには周りの人に甘えてみてもいいのかもしれませんよ。

よかれと思って「おせっかいおばさん」になっていませんか？

これまで体を整えることの効果をお伝えしてきた私ですが、今日に至るまで反省点もあります。

というのも、最初に自分自身の体で整体のパワーを体感したとき、私はこのＨｏｗ ｔｏを過信してしまったんです。

「整体をしないなんて、もったいない！」
「整体をしたら不調がなくなるんだから、みんなやったほうがいい！」
「みんなを救いたい！」

そんな使命感に燃えていました。そして、そう思うあまり、周りの人に「どうしてこんなに言ってるのにわからないの？」と、きつく伝えてしまった。今思えば、自分の考えを押しつけるだけになってしまっていたかもしれません。

「まずは自分ががんばっているところを見せないと！」と過剰に自分にタスクを課してしまったり、「どうして真面目にやってくれないんだろう？」とイライラしてしまったり。

そして、「もっと有益なことを伝えなければ」「メソッドをつくるヒントが欲しい！」とインプットの鬼のようになって片っ端から学びまくっていました。周りから見ると、いったいあの人は何屋さんなんだろう？　と思われていたかもしれません。完全に思いが空回りした状態でした。

でも、あるときふと気がついたんです。

誰から学ぶか、何をするか。

それは相手が決めることだ、と。

たとえば、お医者さんが突然、あなたの家を尋ねてきたらどう思いますか？かかりつけのお医者さんでも、急にインターホンを鳴らして、「お加減いかがですか？」と言ってきたとしたら、怖いに決まってますよね。もしも食事中やお風呂の途中だったら、とんでもない迷惑だと感じるはず。

お医者さんは、病院にやってきた人に対して、診療して治療を施します。たとえ「みんなを救いたい！」と熱い志を持っていたとしても、訪問販売で押し売りすることはありません。

でも、私の「みんなやったほうがいい！」という良かれと思ってやった行動は、まさにそれでした。ただの**「おせっかいおばさん」の押し付け**だったのです。

それがお互いのストレスの元凶なんだ、とようやくわかったのは、カラダさんの声を聴くことの重要性に改めて気がついた頃です。

「前と同じようにやっているのに、体が変わらない。もっとやらなきゃいけないの？」と行き詰まり、ハッとしました。
「あぁ、カラダさんに対しても周りの人に対しても、相手の要求を見ていなかったな」と。

私の大失態のように、勝手に相手の気持ちを想像して気を回し、「気遣い」していつもりになるのは、よくあることではないでしょうか？「あなたのためを思ってやったのよ」というやつですね。とくに、親子やパートナーなど、近しい関係でこそ起こりがちなものです。

一見、優しい「気遣い」に思えますが、それは「おせっかいおばさん」でしかありません。相手は望んでいないかもしれないのに、無遠慮に相手の家まで突撃して、治療の押し売りをしているのと一緒なんです。

それじゃあ相手に怖がられるし、せっかく良いことをしていても、ありがた迷惑になりかねません。

大切なのは、相手の「行動」に合わせることです。

相手が行動したら、それに応える。

相手がなにか言ったら、耳を傾ける。

相手が助けを求めたら、手を差し伸べる。

「これを望んでいるかも」「こう思っているのかも」というのは、自分の想像でしかありません。


そうではなくて、相手が実際に発したこと（行動・アクション）に対して、適切なリアクションを返しましょう。まずカラダさんたちの声を「聴く」ことからセルフケアがはじまるように。

それが、本当の「気遣い」であり、人間関係においていちばん大切なことだと考えています。


私は今、生徒さんたちに対して、こんなふうに考えています。

「もし、健康になりたい人や、自分で体のケアができるようになりたいって人がいたら、ぜひ私の船に乗ってくださいね」

船に乗るか乗らないかは、相手が決めること。乗ってくれた人には、全力で応えよう。そう思っているんです。

この考え方の変化は、私自身の心もかなりラクにしてくれました。

万人にいい顔する必要なんてない。自分が楽しいと思うことを一緒に楽しんでくれる人とだけ付き合っていけばいい。そう自分に許しを出したのです。

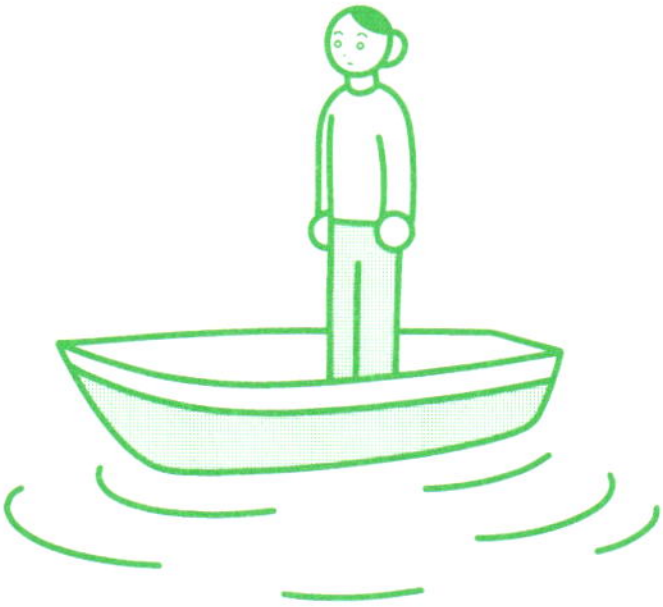

つながる人は「人生のステージ」で変わっていい

ここから先は相手が決めること。そうやってきちんと線を引けるようになったことは、もうひとつ、私に良い変化をもたらしてくれました。

それは、人に執着しなくなったことです。


たとえば、みなさんにはこんな経験がないでしょうか？

今まで仲が良かった人となんとなく話が合わなくなった。

以前はそんなことなかったのに、最近はちょっとしたことで意見がぶつかるようになってしまった。

前章でお話ししたように、だれでもみんな、生きていればライフステージやライフスタイルが変化していきます。それに合わせて、だんだん考え方や価値観、大切にしたいことも変わっていくものです。

そんな変化のペースや方向が合わないと、仲が良かった人と話がズレてしまったり、意見がぶつかるようになったりします。

私はそれを、**お互いの「人生のステージ」が変わったからだ**、ととらえています。

とくに、女性の30代以降は、そういった「ステージの変化」が多発していく時期だと思います。

「女性は結婚して家庭に入り、子育てをする」というひとつのモデルがあった時代とはちがって、今は女性の人生にも、いろんな道が広がっているのが当たり前になりました。ライフステージの変化はより激しく、生き方が多様になっています。

たとえば、結婚している人もいれば、ひとりで暮らしている人もいる。子どもが3人いる人もいれば、ひとりいる人も、いない人もいる。家庭に入っている人もいれば、働きつづけている人もいて、起業している人だっています。ちょうど、30歳くらいを境に、そんな分岐が始まっていくので、結果として、周りの人との「ステージのズレ」を感じることも多くなるわけです。

人生のステージがズレたときにどうするか?

もしも過去の関係性に執着して、「それでも一緒にいる」選択を取ったなら、衝突がつづいてギクシャクしたり、お互いにストレスがたまってしまいます。いつかは取り返しのつかない大きな揉め事に発展するかもしれません。

ぶつからないよう相手に合わせたら、表面的にはうまくいくかもしれないけれど、それは自分を偽るようなもの。きっとすぐにムリが来てしまうと思います。

私は、**「この人とは人生のステージがズレたのかも」**と思ったときは、スッと離れてみるのが良いと思っています。

相手も自分も、変わりつづけています。お互い、体も心も日々変わっているのだから、同じ関係でいつづけられないこともある。

だから、まずは自分の感覚を第一に考えて。合わない関係性に執着するより、今の自分に合う関係性を大切にするほうが、ずっと心地よく、ポジティブな心の状態を保てるはずです。

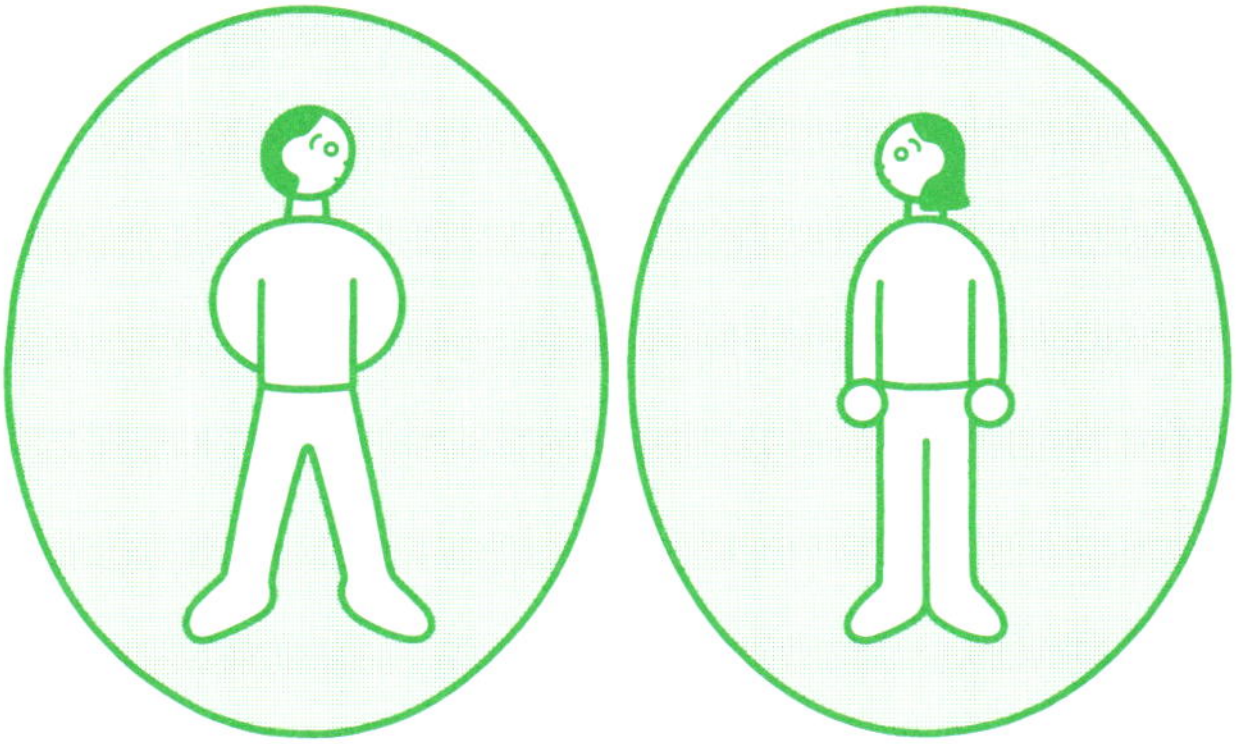

人づきあいは「放牧スタイル」で

「とはいっても、これまで大事にしてきた関係性を捨てるのはちょっと……」

と、困惑した人もいるかもしれません。

その気持ちはもっともです。楽しい想い出がいっぱいの恋人、長く苦楽を共にしてきた仲間、何度もアドバイスをもらってお世話になった恩人……、そんな関係を、いきなり切り捨てるのはちょっと不義理なようにも思えますよね。

でも、私が言いたいのは「古い関係は捨てなさい！」ということではありません。

ただ**「ちょっと手放してみたらどうですか？」**と提案したいんです。

たとえば、片付けのアドバイスとして「いらないモノは捨てましょう。捨てなければ、良いものが手に入ることもありません」とか、恋愛のアドバイスで「古い縁を捨てないと、新しいご縁はありませんよ」といった内容を聞いたことがあると思います。

こんなふうに「捨てる」と言うと、二度と戻ってこない気がしますよね。決して取り返しのつかない選択みたいに思える。

だから、「捨てよう」と思うとかなりの勇気がいるんです。「やっぱり捨てたくない！」と執着心が芽生えることにもつながりやすい。

一方、「手放す」だけだったら、もっと気楽に考えられると思いませんか？

一瞬手を離すのに、大げさな覚悟なんていりません。だって、自分にとって必要だと思ったら、また摑めばいいだけだから。

私は新卒で入った会社の同期と今でも付き合いがあるのですが、これまでの約20年間で、グループを抜けていった人もいれば、また戻ってきた人もいます。私自身も、集まりに呼ばれない時期もありました。「参加しなくてもいいや」と思ったこともあるし、逆に自分からみんなに声をかけたこともあります。

そんなふうに、手をつないだり離したりをくり返すのは、ごく普通のこと。

私は、こんな人づきあいのスタンスを**「放牧スタイル」**と呼んでいます。

自分と関わる人を、首輪で縛りつけたり狭い小屋に閉じ込めたりしておくのではなく、自然と地つづきの、広い牧場のなかで「放し飼い」しているイメージです。

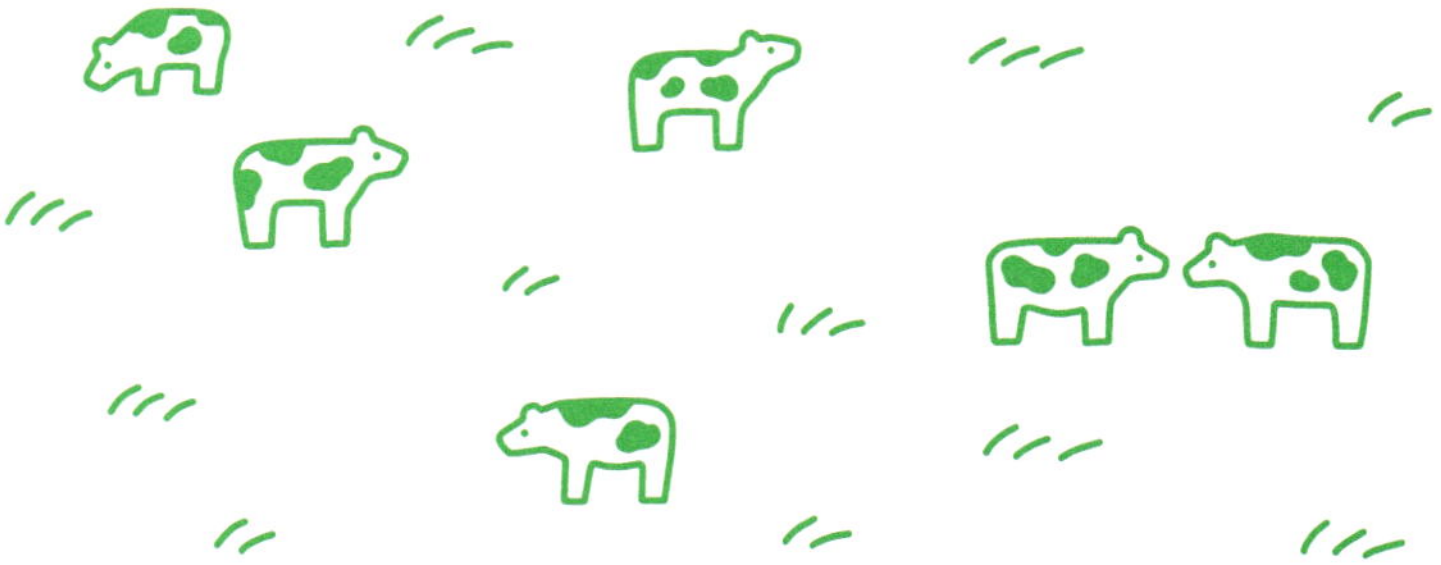

近くに来れば話をするし、向こうに行きたいなら行ってもいい。

見えないほど遠くに行ったと思ったら、またタイミングが合っていつの間にか近くにいることもある。

牧畜犬みたいなだれかが、勝手に近くまで連れ戻してくることもあるかもしれません。


みんながそれぞれに自立して、ほのぼの「自分の」人生を自由に謳歌する。

長い人生のなかで、「人生のステージ」が合うタイミングが来たらつながったり、合わなくなれば離れたり。

そんなふうに付かず離れずな関係性が、健全で心地よく、理想の人間関係だと思っているのです。


歳を重ねれば重ねるほど、人との関わりが増え、不調も増え、スタイルもダウンし、気力もなくなるものです。

ですが、私は50代の今、30代の頃よりとても体も心もラクですし、若い頃に戻りたい、とも思いません。**「今」の自分が一番いい。**

あんなに自分に自信がなく、他者との比較でしか自分のポジションを認識することのできなかった私が、自分で体を整える術=整体ライフスタイルと出会ったおかげで、変わることができました。

ぜひあなたにも、それを体験してほしい。

変わっていく自分を見逃さないようにして、自分の軸をつくる。

そうすれば、あらゆる「しんどさ」から解放され、あなたの人生は、すっきり軽やかに、こうありたいというものになっていく。いつも新しいことを楽しめる毎日がやってくるはずです。

そのためには、いつだって「まず体から」。
このことを忘れないでいてくださいね。

おわりに

スタイルのある生き方

人生が100年ほどだとすれば、私もようやく折り返し地点の年代になり、最近は人生の後半戦をどう生きようかしら。と考えることが増えたように思います。

「こんなふうになりたいな」と夢を描くのは40代までと変わりません。イメージを出発点にするのは変わらないのですが、これまでは、どちらかというと、「思い立ったら考える前に即行動！　猪突猛進！」が私のスタイルでした。

体を酷使して自分のやりたいことをゴンゴンやってきた前半戦。私の通ったところが野焼きのようになっている。ならば次に進めばいいだけ！　と進んできたけれど、ふと振り返ってみると、そこにまた若芽が生え始めている。

あれ？　大事なものを置き忘れてきちゃったかな？

そう気づいた頃から、自分の「カラダさん」と相談して進むことにしました。

少しゆっくりペースで、この先の10年を見据えライフシフトしていこうと思えてきたのです。

とはいえ、生来のクセはなかなか変わりません。

変わったと思ってもまた顔を出す。行きつ戻りつ、「私の道」を進む自分スタイルの変換期がまたやってきた、そんな感じです。

この本の執筆中に、ふたつの別れが私に訪れました。

ひとつめの別れは、20年4ヶ月間を一緒に過ごした愛犬のプッチです。

晩年になっても、いつも少ない歯を剥き出しにして動物病院の先生に噛みつこうとする自己主張の強いマイペースな子でした。

「うんうん、プッちゃんらしくていいね。嫌なことするなってね。おてんば娘っぷり健在だ」と、まだまだいける！　とお墨付きをもらった1週間後、たっぷり水を飲んで、私の膝の上で寝ているかのように亡くなっていました。

ふっと目を覚ましそうな寝顔で本当に冗談みたいに。

あんな小さな体のどこに、こんな大きな存在感があったのでしょう。

私たち家族に大きな愛と埋めきれない喪失感を残して逝ってしまいました。

同時に「あぁ、プッチらしい。こんな最期を迎えたいな」と思わせてくれました。

ふたつめの別れは、妊娠中から操法に来て体を整えていた典子《のりこ》さんです。

ハイリスク出産を克服し、とても丈夫なお子さんを出産した後、乳がんを患い、発病していから1年数ヶ月で走り抜けるように彼女は人生を全うして逝きました。

彼女の望みはただひとつ。「生きたい」というものでした。どんなに辛い治療にも弱音を吐かず、常に笑顔で前向きに病気と向き合う彼女。

あまりに頑張る彼女に、

「少しはサボってもいいんだよ。辛いなら笑わなくてもいいし。なにかやめてもいい。一番やめたいのはなに?」

と聞くと、ぽつりと「治療」と即答した彼女の気持ちが痛いほど伝わってきて、その日から私はよくなる方法を伝えようとすることをやめ、ただ友人として付き合うことに決めました。飲みに行こうと連れ出し、号泣し、爆笑しました。


亡くなる3週間前にも、入院先の病室で大爆笑して。それが直接、典子さんと会った最後でした。

亡くなられた日の夜、ご自宅に会いにいくと、プッチと同じように、呼びかけると目を開けて笑って話し出しそうな、それはそれは美しい寝顔で迎えてくれました。

プッチと典子ちゃん。種も別だし、年齢も違うけど、それぞれ自分の肉体を余すところなく使い切ったふたつの別れが教えてくれたことは、

「自分のスタイルがある人は、生き方も逝き方も美しくカッコいい」

ということです。

プッチも典子さんも、楽しいことも嬉しいこともたくさんあった半面、とてもしんどかっただろうし、辛かっただろうし、痛かっただろうし。

けど、そこには、暗さとか、後悔とかはなく、いいも悪いもなく。最後まで、自分というスタイルを貫いて生ききった様子は、カッコいいとしか言いようがありません。

私も彼女たちが残してくれたメッセージを胸に、自分のスタイルある生き方をしたいと改めて思いました。

そのためには、自分の根っことなるカラダさんを大切に、そして、周りのいろんな意見や社会の出来事に対して、いつも関心を持ち、批判するのではなく「わたしだったらどうする？」を常に頭の中で考え、想いを形にしていける人でありたいと思います。

自分スタイルの生き方、これはどんなに高額のお金を払っても買えません。

自分でつくり上げていくしかないものです。

この本が、あなたの「スタイルある生き方」をつくることに、少しでも役立つと嬉しいです。

最後になりましたが、本書の出版にあたり、いつも私の言葉を大事に扱い、１冊の本になるまで導いてくださった担当編集者・大西志帆さん他アスコムのみなさま。心と体の変化を一緒に楽しんで育んでくださっている「からだデザイン研究所」のお仲間のみなさん。整体の心と唯一無二の技術を教えてくださる師匠・井本邦昭先生。常に支えてくれる家族。いつも自分スタイルをつくっていくソースを提供してくださる皆々様に、心から感謝申し上げます。

いちい葉子

しんどくなったら、
心より先に体を整えよう

発行日　2024年 11月 27日　第1刷

著者　いちい葉子

本書プロジェクトチーム
編集統括　柿内尚文
編集担当　大西志帆
編集協力　水沢環（batons）
デザイン　脇田あすか
イラスト　unpis
DTP・図版制作　エヴリ・シンク
校正　東京出版サービスセンター

営業統括　丸山敏生
営業推進　増尾友裕、綱脇愛、桐山敦子、相澤いづみ、寺内未来子
販売促進　池田孝一郎、石井耕平、熊切絵理、菊山清佳、山口瑞穂、吉村寿美子、矢橋寛子、遠藤真知子、森田真紀、氏家和佳子
プロモーション　山田美恵

編集　小林英史、栗田亘、村上芳子、大住兼正、菊地貴広、山田吉之、福田麻衣、小澤由利子
メディア開発　池田剛、中山景、中村悟志、長野太介、入江翔子、志摩晃司
管理部　早坂裕子、生越こずえ、本間美咲
発行人　坂下毅

発行所　株式会社アスコム

〒105-0003
東京都港区西新橋2-23-1　3東洋海事ビル
TEL：03-5425-6625

印刷・製本　日経印刷株式会社

Printed in Japan ISBN 978-4-7762-1375-8